U0907341

国家级职业教育规划教材
对接世界技能大赛技术标准创新系列教材
全国职业院校健康与社会照护专业教材

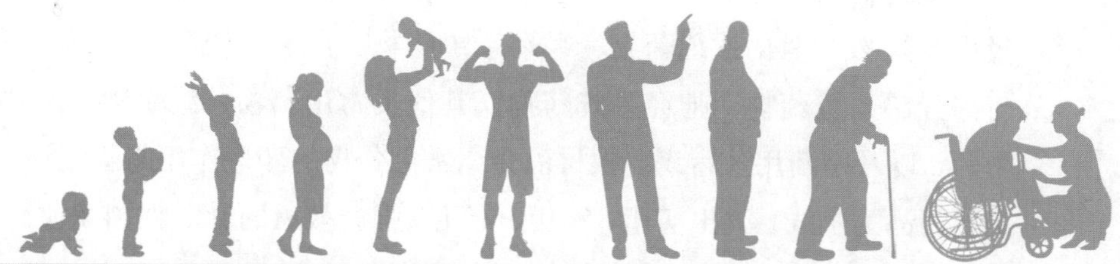

HEALTH AND SOCIAL CARE

张晓军　主编

协助用药常识

中国劳动社会保障出版社

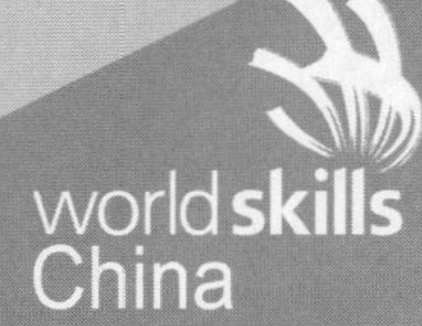

简　介

本教材共分为十三个模块，主要内容包括照护用药基础知识、抗感染药物、呼吸系统药物、消化系统药物、循环系统药物、血液系统药物、泌尿系统药物、激素与内分泌系统药物、神经系统药物、其他类常用药物、维生素、眼科用药与皮肤科用药，以及中药用药常识。教材以介绍常见药物的药理作用与临床评价、用药照护、主要药品为主线，突出实用、够用、好用，强调教材的针对性和职业性，力求少而精。

图书在版编目（CIP）数据

协助用药常识 / 张晓军主编 . -- 北京：中国劳动社会保障出版社，2021
全国职业院校健康与社会照护专业教材
ISBN 978-7-5167-3460-5

Ⅰ.①协…　Ⅱ.①张…　Ⅲ.①用药法 – 职业教育 – 教材　Ⅳ.①R452

中国版本图书馆 CIP 数据核字（2021）第 096502 号

中国劳动社会保障出版社出版发行
（北京市惠新东街 1 号　邮政编码：100029）
*
北京市艺辉印刷有限公司印刷装订　新华书店经销
787 毫米 × 1092 毫米　16 开本　17.5 印张　280 千字
2021 年 7 月第 1 版　2023 年 5 月第 2 次印刷
定价：41.00 元

营销中心电话：400-606-6496
出版社网址：http://www.class.com.cn
http://jg.class.com.cn

对接世界技能大赛技术标准创新系列教材

编审委员会

主　任：刘　康

副主任：张　斌　王晓君　刘新昌　冯　政

委　员：王　飞　翟　涛　杨　奕　张　伟　赵庆鹏
姜华平　杜庚星　王鸿飞

健康与社会照护专业课程改革工作小组

课改校：山东医药技师学院
河南医药技师学院
杭州第一技师学院
广州市轻工技师学院

技术指导：周　嫣

编　辑：杨绘春

本书编审人员

主　编：张晓军

副主编：叶军妹　杨维祯

参　编：史迎柳　高　恒　宋新焕　胡　杰　袁玉鲜

主　审：卢　超　王增仙

序

世界技能大赛由世界技能组织每两年举办一届，是迄今全球地位最高、规模最大、影响力最广的职业技能竞赛，被誉为“世界技能奥林匹克”。我国于2010年加入世界技能组织，先后参加了五届世界技能大赛，累计取得36金、29银、20铜和58个优胜奖的优异成绩。第46届世界技能大赛将在我国上海举办。2019年9月，习近平总书记对我国选手在第45届世界技能大赛上取得佳绩作出重要指示，并强调，劳动者素质对一个国家、一个民族发展至关重要。技术工人队伍是支撑中国制造、中国创造的重要基础，对推动经济高质量发展具有重要作用。要健全技能人才培养、使用、评价、激励制度，大力发展技工教育，大规模开展职业技能培训，加快培养大批高素质劳动者和技术技能人才。要在全社会弘扬精益求精的工匠精神，激励广大青年走技能成才、技能报国之路。

为充分借鉴世界技能大赛先进理念、技术标准和评价体系，突出“高、精、尖、缺”导向，促进技工教育与世界先进标准接轨，完善我国技能人才培养模式，全面提升技能人才培养质量，人力资源社会保障部于2019年4月启动了世界技能大赛成果转化工作。根据成果转化工作方案，成立了由世界技能大赛中国集训基地、一体化课改学校，以及竞赛项目中国技术指导专家、企业专家、出版集团资深编辑组成的对接世界技能大赛技术标准深化专业课程改革工作小组，按照创新开发新专业、升级改造传统专业、深化一体化专业课程改革三种对接转化原则，以专业培养目标对接职业描述、专业课程对接世界技能标准、课程考核与评价对接评分方案等多种操作模式和路径，同时融入健康与安全、绿色与环保及可持续发展理念，开发与世界技能大赛项目对接的专业人才培养方案、教材及配套教学资源。首批对接19个世界技能大赛项目共12个专业的成果将于2020—2021年陆续出版，主要用于技工院校日常专业教学工作中，充分发挥世界技能大赛成果转化对技工院校技能人才的引领示范作用。在总结经验及调研的基础上选择新的对接项目，陆续启动第二批等世界技能大赛成果转化工作。

希望全国技工院校将对接世界技能大赛技术标准创新系列教材，作为深化专业课程建设、创新人才培养模式、提高人才培养质量的重要抓手，进一步推动教学改革，坚持高端引领，促进内涵发展，提升办学质量，为加快培养高水平的技能人才作出新的更大贡献！

2020年11月

前言

我国卫生健康事业自改革开放以来获得了长足发展，但照护体系特别是长期照护体系的建设还处于起步阶段，从业人员结构不完整，缺乏提供非侵入性护理和康复服务的高素质人才，健康服务供给总体不足与需求不断增长之间的矛盾依然突出。

为此，2016 年国务院印发《“健康中国 2030”规划纲要》，明确提出，到 2020 年，健康服务业总规模超过八万亿，到 2030 年达十六万亿；党的十九大将“实施健康中国战略”纳入国家整体发展战略统筹推进，提出“优化健康服务”；2019 年国务院印发《关于实施健康中国行动的意见》，强调要“加强公共卫生体系建设和人才培养”。按照党中央的要求，人力资源社会保障部围绕“实施健康中国战略”进行了一系列部署，发布了“健康照护师”新职业，《全国技工院校专业目录》增补了“健康与社会照护专业”，出台了《康养职业技能培训计划》。这一系列举措的最终目的是：培养造就大批高素质健康与社会照护职业人才，解决我国“一老一小”健康照护的痛点难题；降低慢性病患者、老年人住院频率，缓解医疗资源紧张的现状；充分满足人民群众日益增长的美好生活需求，增强人民群众的幸福感、获得感。

为贯彻落实中央精神和国家政策，满足社会发展和职业教育不断发展的需要，人力资源社会保障部教材办公室组织世界技能大赛中国技术指导专家、行业企业专家、教学专家等，以世界技能大赛健康和社会照护项目技术文件、健康照护师职业任务、学生毕业后从事岗位的能力需求等为依据，开发了全国职业院校健康与社会照护专业教材。

本套教材着重培养学生的基础能力、照护能力、康复保健能力和管理协调能力，重视人文关怀和心理疏导，强调教材内容的针对性和实用性，做到学为所用、用以促学、学用结合。在教材内容的组织上，部分采用了任务驱动教学法的编写思路，结合具体实例，讲解完成任务所需要的相关知识，介绍完成任务的步骤和注意事项，以引导学生运用所学知识分析和解决实际问题。在教材的表现形式上，注重图片、表格及色彩的运用，增强教材的趣味性和可读性。在教材编写的同时，开发了与教材配套的电子课件。电子课件可登录中国技工教育网（http://jg.class.com.cn），搜索相应的书目，在相关资源中下载。部分教材使用了二维码技术，针对教材中的教学重点和难点制作了演示视频，学生使用移动终端扫描二维码即可在线观看相应内容。

本套教材的编写得到了有关学校的大力支持，教材编审人员做了大量的工作，在此我们表示衷心的感谢！同时，恳切希望广大读者对教材提出宝贵的意见和建议。

人力资源社会保障部教材办公室

目 录

模块五 循环系统药物

模块六 血液系统药物

模块七 泌尿系统药物

模块八 激素与内分泌系统药物

模块九 神经系统药物

模块一
概述

照护者在整个照护过程中，除了需要掌握照护基本知识，具备扎实的照护专业技能外，还需要协助照护对象用药，为其合理用药提供支持性和维护性的服务。因此，照护者需要掌握协助用药的基础知识，能够根据照护对象的状况协助照护对象合理用药。

课题一
药物、药品及用药方式

能力目标

- 能知晓药物的概念、基本特征和体内过程。
- 能读懂药品说明书和标签，识别药品有效期。
- 能知晓处方药、非处方药和特殊药品的管理原则。
- 能判别假药与劣药。
- 能掌握正确的用药方式。

照护者在从事日常照护工作中必须具备一定的药物基础知识，协助照护对象合理用药。

一、药物

1. 药物的概念与基本特征

药物是指能影响机体生理、生化和病理过程，用于预防、治疗和诊断疾病的物质。根据其来源不同，可分为化学合成药物、天然药物和生物技术药物。

药物的基本特征是具有双重性，即药物可以发挥对疾病有利的预防和治疗作用，称为防治作用，同时也会产生对机体不利的、与治疗目的无关甚至相反的作用，称为不良反应。几乎所有的药物都具有双重性，用之得当可以防病治病，用之不当则可导致不良反应。因此，安全用药是照护者在协助用药过程中最基本的要求。

2. 药物的体内过程

（1）吸收

药物从用药部位进入血液循环的过程称为吸收。吸收的快慢和多少直接影响药物作用出现的快慢和强弱。吸收快而完全的药物，血浆中药物浓度升高得快，故显效快、作用强；反之，吸收慢的药物，则显效慢、维持时间长。多数药物以简单扩散的方式被吸收。

（2）分布

药物被吸收后，经血液循环到达各组织器官的过程称为分布。药物在体内的分布是不均匀的，血流丰富的组织药物分布快且多。一般来说，药物的分布与药物作用关系密切，分布浓度高者，药物在此部位的作用较强。但有的药物并非如此，如吗啡作用于中枢，却大量分布在肝脏，强心苷作用于心脏，却主要分布在骨骼肌和肝脏。

（3）代谢

药物的起效取决于药物的吸收和分布，作用的终止则取决于药物的消除。药物的消除主要靠体内的代谢及最后的排泄。药物在体内的生物转化可分为两个步骤：第一步包括氧化、还原或水解过程，产物多数是灭活的代谢物，也有不少药物变为活性或毒性代谢物；第二步为结合过程，如与葡萄糖醛酸、甘氨酸、硫酸等结合，大多数药物结合后有利于排出体外。

（4）排泄

药物自体内被排至体外的过程称为排泄。血浆中药物及其代谢产物以简单扩散或主动转运的方式主要经肾排泄，有的也经胆道、呼吸道、乳腺、汗腺等排泄。口服未被吸收的药物经肠道随粪便排出。多数药物经过生物转化后灭活，在排泄过程中不表现药理作用；但未经转化或转化后作用增强的药物，在排泄过程中呈现药理作用或毒性。

3. 药物的耐受性、耐药性及依赖性

（1）耐受性

耐受性是指机体对药物反应性降低的一种状态，分为先天耐受性和后天获得耐受性。前者可长期保留；后者往往是连续多次用药发生的，增加剂量后可能达到原有的效应，停止用药后其耐受性消失，机体恢复至原有的反应水平。易产生后天获得耐受性的药物有肼屈嗪、麻黄碱、亚硝酸类药、巴比妥类药等。

（2）耐药性

耐药性是指病原体对药物反应性降低的一种状态。微生物、寄生虫及肿瘤细胞对于化疗药物较易产生耐药性。耐药性一旦产生，药物的化疗作用就明显下降。自

然界中的病原体，如细菌的某一株也可存在天然耐药性。当长期应用抗生素时，占多数的敏感菌株不断被杀灭，耐药菌株就会大量繁殖，代替敏感菌株，从而使细菌对该种药物的耐药性不断升高。为了保持抗生素的有效性，应重视其合理使用。

（3）依赖性

依赖性是指由药物与机体相互作用造成的一种精神状态，有时也包括身体状态，表现出强迫性使用或定期使用该药物的行为和其他反应，为的是体验它的精神效应，有时也是为了避免由于断药所引起的不适。同一人可以对一种以上的药物产生依赖性。依赖性按照依赖情况，可分为躯体依赖性和精神依赖性两种。

1）躯体依赖性：机体对药物产生适应性改变，一旦停药则产生难以忍受的不适感，如兴奋、失眠、流泪、流涕、出汗、呕吐、腹泻，甚至虚脱和意识丧失等，称为停药戒断综合征。产生躯体依赖性的药物均为中枢神经抑制药，如吗啡等。

2）精神依赖性：药物使人产生一种心满意足的愉快感，因而需要定期或连续使用，以保持舒适感或者避免不舒服。凡能引起令人愉快意识状态的任何药物均有可能引起精神依赖。精神依赖性是药物对中枢神经系统作用所产生的一种特殊的精神效应（如激动感、舒适感、超脱感、稳态感），表现为对药物的强烈渴求和强迫性觅药行为。常见易产生精神依赖性的药物有某些催眠药等。

二、药品

药品是指经过国家药品监督管理部门审批获得注册号，可以上市，有适应证、用法和用量的一类医用化学或生物物质。

1. 药品的名称

（1）通用名

药品通用名是国家药典或药品标准采用的法定名称。《中华人民共和国药品管理法》（以下简称《药品管理法》）明确规定：药品必须使用通用名。

（2）商品名

药品在一个通用名下可有多个商品名。为了适应市场经济的竞争要求，国家允许药品有自己的商品名，它是药厂通过注册受法律保护的专有药名，像“泰诺”“白加黑”等即为药品的商品名。照护者必须依药品说明书了解药品所含成分，鉴别不同商品名的药品是否为同一药物，以避免重复使用。

2. 药品批准文号

药品批准文号是国家药品监督管理部门批准药品生产企业生产药品的专有编号，是药品生产合法的标志，其格式为“国药准字+1位汉语拼音字母+8位阿拉伯数字”，如国药准字H20020106号。国药准字后的1位汉语拼音字母代表药品类别，分别是：H代表化学药品，Z代表中药，S代表生物制品，J代表进口分装药品，T代表体外化学诊断试剂，F代表药用辅料，B代表保健药品。我国香港、澳门和台湾地区生产的药品的国药准字号格式为“国药准字+2位汉语拼音字母+8位阿拉伯数字”，第一位字母含义与其他药品一致，第二位字母为“China”中的“C”。

3. 药品有效期

药品有效期是指在规定的储存条件下，自生产之日起到某一日期止，药品质量保持稳定、疗效保持不变的期限。药品标签中的有效期应当按照年、月、日的顺序标注，年份用4位数字表示，月、日用2位数字表示。其具体标注格式为“有效期至××××年××月”或者“有效期至××××年××月××日”，也可以用数字和其他符号表示为“有效期至××××.××”或者“有效期至××××/××/××”等。药品说明书中有效期的标注格式为“[有效期]××个月”。

有效期内的药品应存放有序：按照有效期的长短，分别排列存放，对有效期做出明显的标志，同时应严格按规定的储存条件进行保管。接近有效期先出，接近有效期先用。凡已超过有效期的药品，不能再使用。

4. 药品标签

药品标签是指药品包装上印有或者贴有的内容，分为内标签和外标签。药品内标签是指直接接触药品的包装的标签，外标签是指内标签以外的其他包装的标签。

药品内标签包含药品通用名、适应证或者功能主治、规格、用法用量、生产日期、产品批号、有效期、生产企业等内容。

药品外标签注明药品通用名、成分、性状、适应证或者功能主治、规格、用法用量、不良反应、禁忌、注意事项、储藏、生产日期、产品批号、有效期、批准文号、生产企业等内容。

5. 药品说明书

药品说明书是载明药品重要信息的法定文件，是选用药品的法定指南，具有法律效力。药品说明书是照护者获取药品信息的主要途径，也是指导照护对象安全用药的主要依据。

药品说明书的主要内容有药品名称（通用名、商品名和化学名）、成分、性状、批准文号、适应证、规格、用法用量、不良反应、禁忌证、用药注意事项、孕妇及哺乳期妇女用药、儿童用药、老年人用药、药物相互作用、药物过量、储藏、有效期、生产企业等。

6. 药品管理

（1）处方药管理

处方药是指为了保证用药安全，由国家药品监督管理部门规定的，必须凭医生或其他有处方权的医疗专业人员开具的处方发售，在医生、药师或其他医疗专业人员监督或指导下才可使用的药品。

（2）非处方药管理

非处方药是指为方便公众用药，保证用药安全，由国家药品监督管理部门规定的，不需要医生或其他医疗专业人员开具处方，一般由公众自行判断，按照药品标签及使用说明书就可自行购买、使用的药品。非处方药的包装必须印有国家指定的非处方药专有标识。标识为椭圆形背景下的 OTC 三个英文字母组合，其中红色专有标识为甲类非处方药，绿色专有标识为乙类非处方药。

（3）特殊药品管理

麻醉药品的处方剂量：注射剂不得超过 2 d 常用量，片剂、酊剂、糖浆剂等口服制剂不得超过 3 d 常用量，连续使用不得超过 7 d，以防止产生依赖性。

国家对癌症疼痛病人实行核发“麻醉药品专用卡”制度。照护对象应在具有麻醉药品使用资格的医疗机构，凭此专用卡和具有麻醉药品处方权的执业医生开具的处方取药。注射剂处方 1 次不得超过 3 d 用量，控（缓）释制剂处方 1 次不得超过 15 d 用量，其他剂型的处方 1 次不得超过 7 d 用量。

7. 假药与劣药

（1）假药

根据《药品管理法》，有下列情形之一的，为假药：

1）药品所含成分与国家药品标准规定的成分不符；

2）以非药品冒充药品或者以他种药品冒充此种药品；

3）变质的药品；

4）药品所标明的适应证或者功能主治超出规定范围。

（2）劣药

根据《药品管理法》，有下列情形之一的，为劣药：

1）药品成分的含量不符合国家药品标准；

2）被污染的药品；

3）未标明或者更改有效期的药品；

4）未注明或者更改产品批号的药品；

5）超过有效期的药品；

6）擅自添加防腐剂、辅料的药品；

7）其他不符合药品标准的药品。

三、用药方式

1. 口服用药

口服用药是常见的用药方式，方法简便安全，适用于大多数药物和病人。味道不良的药物可选择含矫味剂制剂，刺激性药物建议饭后服用。易被消化酶破坏的药物须整粒吞服，不宜嚼碎。口服用药的缺点是药物吸收较慢，一般服用约半小时后方可生效。

2. 舌下用药

舌下用药具有起效快，用药方便，且可避开首关消除（从胃肠道吸收进入静脉系统的药物，在到达全身血液循环前必须先通过肝脏，如果肝脏对其代谢能力很强或由胆汁排泄的量大，则进入全身血液循环内的有效药物量明显减少，这种作用称为首关消除）等特点，但因吸收面积较小，仅适用于脂溶性较高、用量较小的药物。如舌下含服硝酸甘油片，由于黏膜吸收快，用药 1 ~ 3 min 即可缓解心绞痛症状。

3. 注射用药

注射用药具有起效快、剂量准确的优点，但是从用药角度来看，其药品价格较贵，注射时需严格消毒，技术性操作要求较高。常用的注射用药分为以下四种：

（1）皮下注射

注射部位一般在上臂外侧。注射时将药液注射于皮下组织，注射量以 1 ~ 2 mL 为宜，吸收缓慢均匀，但较口服快，药效维持时间较长。刺激性药物不宜皮下注射，以免引起局部疼痛、炎症、硬结等。

(2)肌内注射

注射部位在臀部三角肌或臀部肌肉。注射时将药液注入肌肉组织，吸收速度快，注射量以 1 ~ 5 mL 为宜。由于肌肉组织感觉神经纤维较少，故疼痛较轻。

(3)静脉注射

静脉注射是指把血液、药液、营养液等液体物质直接注射到静脉中。静脉注射可分为静脉推注和静脉滴注，前者用量小，一般为 5 ~ 50 mL，后者用量大，从数百毫升到数千毫升不等。静脉注射多为水溶液，油溶液和混悬液型注射液一般不能做静脉注射。

(4)椎管注射

椎管注射是指在腰椎部位将药液注入脊髓蛛网膜下腔内，产生局部作用，多用于腰麻。

4. 吸入用药

吸入用药常采用挥发性药物或气雾剂，主要经肺泡扩散入血。肺泡表面积大，毛细血管丰富，故药物吸收迅速、起效快。如麻醉药吸入用药可产生全身麻醉作用，沙丁胺醇气雾剂吸入用药可治疗哮喘。

5. 直肠用药

直肠用药是将栓剂或溶液经肛门塞入或灌肠，多用于局部治疗，也可由直肠或结肠黏膜吸收发挥全身作用。该方法不利于多数药物溶解，吸收不如口服给药迅速和规则，但可避免首关消除。当药物对胃刺激性较大，患者处于昏迷、呕吐状态，尤其儿童不宜口服时，可考虑此用药方式。

6. 局部用药

局部用药是指将药物用于皮肤、黏膜表面，发挥局部作用，如滴耳、滴眼、滴鼻剂，及用于皮肤的洗剂、搽剂、贴皮剂等。

思考与练习

1. 简述药物的分类与基本特征。
2. 比较处方药管理与非处方药管理的区别。
3. 简述常见假药与劣药的情形。
4. 简述常见的注射用药方式。

课题二
药物合理应用

能力目标

- 能根据合理用药基本原则协助用药。
- 能协助孕产妇、老年人、儿童等特殊人群安全用药。
- 能知晓常见用药误区。

照护者协助照护对象合理用药，既要知晓药物自身特点、用药方式和用药注意事项，也要考虑照护对象用药需求，特别是孕产妇、老年人、儿童等特殊照护人群需求。

一、合理用药基本原则

合理用药涉及多方面的内容，主要包括药物及剂型的选择、药物的剂量、使用方法、联合用药等，同时还需要考虑病人的病情、身体素质、个体特点等影响药物作用的因素；此外，还应包括使用最小的经济投入，获得最大的治疗效果。通过合理用药，充分发挥药物防治疾病的作用，保证安全、及时、有效地使用药物，尽量减少药物对人体所产生的不良反应，以尽可能小的代价实现最佳的治疗效果。

二、特殊人群安全用药原则

1. 孕产妇安全用药原则

（1）妊娠期安全用药原则

1）妊娠期妇女必须在有明确的指征和适应证的情况下用药，在医生指导下使用已证明对胚胎与胎儿无害的药物。孕妇不能自行使用药物，也不可以随意停止使用正在服用的药物，包括中药和中成药。

2）可用可不用的药物应尽量不用或少用，尤其是妊娠早期。对于孕妇来讲，能不用药的疾病尽量不用药，如普通感冒，人自身的免疫系统可以抵抗，吃药只是缓解症状，这种情况下孕妇就不宜用药，否则会增加不良反应的风险。

3）用药必须注意孕期，严格控制剂量和服用时间，病情控制后及时停药，保护母体和胎儿的健康。

4）选用对胎儿危害较小的药物。禁止使用已肯定的致畸药物。如果病情危重，则要慎重权衡利弊。

5）能单独用药就应避免联合用药，能用结论较肯定的药物就不用比较新的药物。禁止用试验性药物。

（2）哺乳期安全用药原则

1）用药前应充分估计药物对母婴双方的影响，可用可不用的药物最好不用。

2）对成人可产生严重不良反应的药物，乳母应避免使用，如果病情需要，应终止哺乳。

3）使用单剂或短期治疗的药物，若对乳儿有危害，则乳儿可采用乳制品喂养。

4）允许婴儿单独使用的药物，乳母可使用，这类药物一般不会对乳儿造成大的危害，但不排除特异质个体。

5）尽可能使乳儿从乳汁中摄取的药量减至最低。措施有：对乳汁中浓度高的药物在其吸收高峰期应避免哺乳；尽可能使用半衰期短的药物，避免使用长效制剂。

2. 老年人安全用药原则

（1）宣传用药知识

许多老年人由于对药理知识了解甚少，常多服、重服、漏服，或服用方法不对，或服用剂量不准等。照护者在协助用药时，应详细说明有关注意事项和用药知识，告知照护对象要严格按照医嘱用药，未经医生同意，不得自行增减用药剂量，以免影响疗效或增加药物不良反应。

（2）选择合适的剂型和用药方法

患慢性病的老年人应尽量用片剂、胶囊剂或溶液剂，建议优先选择控释片和缓释片，以增加老年人用药依从性。患急性病的老年人可选择静脉注射、静脉滴注用药，尽量减少使用肌内和皮下注射。

（3）注意药物不良反应

随着年龄的增长，人体对药物反应的敏感性会发生变化，老年人的药物不良反应发生率较年轻人明显增高。照护者应特别注意观察老年人用药后的药物不良反应，出现症状及时处理，轻者调整用药剂量，重者立即停药。

（4）注意药物相互作用

老年人常因患有多种疾病，需同时应用多种药物，而易导致发生药物相互作用。为了减少药物之间的相互作用，最好不要同时应用多种药物。如果必须应用多种药物，则应保持一定的时间间隔，分开使用。

3. 儿童安全用药原则

（1）谨慎选择药物品种

儿童的身体正处于生长发育阶段，肝肾功能、中枢神经系统、内分泌系统等都未发育完善，对药物极为敏感。对小儿用药一定要严格遵照医嘱，选择小儿专用药品，尽量选择安全性较高、小儿使用过的、由医院儿科医生开出的处方药，尽量减少用药品种，避免联合用药。

（2）选择适宜的剂型及给药途径

当前，我国儿童专用药品较少，照护者在对小儿进行协助用药照护时应尽量选择有小儿剂型的药物，如颗粒剂、糖浆剂、滴剂、口服液等，以避免剂量分割造成的不便或不良后果。对于没有小儿剂型的药物，需要严格按照儿童用量进行准确分割，避免药物过量造成毒性反应。

临床上儿童常用的给药途径有口服给药、注射给药、经皮肤黏膜给药、吸入或雾化治疗等。照护者在对小儿进行给药时，需要结合用药目的及药物特点科学选择给药途径，如果能口服给药就不选择静脉给药。

（3）关注用药姿势和方法

照护者在给小儿喂药前，应先将药物放在小勺内并溶解好，然后一边和小儿说话，分散其注意力，一边把小儿抱在怀里，注意不要将小儿搂得太紧，以免引起小儿紧张，托其头部和肩部成半卧位，颈部垫以手帕、纱布或小毛巾，用左手捏住其下颌，小勺轻轻地碰碰他（她）的脸颊或口唇，使之出现生理反射性的吞咽动作；然后在小儿张嘴或有吮吸动作时，迅速将小勺紧贴颊黏膜与臼齿间把药缓缓灌入，待小儿将药完全咽下后，再松开左手，抽出小勺；喂药后，再将小儿抱起轻拍背部，使药液顺畅地流入胃内，并驱出胃内空气，避免呕吐。

(4)减轻苦味

药味苦是小儿拒绝服药的主要原因，照护者要采取适当的方法减轻苦味。药汤温度在 37 ℃时味感最苦，高于或低于 37 ℃苦味就会减弱，因此喂药的温度应在 37 ℃以下。舌头对酸甜苦辣有不同的敏感部位，喂药应避开对苦味特别敏感的部位，而舌的后部对苦味感觉最轻，故可以把药液缓缓灌入颊与牙床间，避免其与舌面上的味蕾接触。

(5)不宜与其他饮品混用

在给小儿喂药时，通常不能将药物混在牛奶或乳汁中，因为其中的蛋白质能与许多药物发生凝结，从而降低药效。勿将药物与汽水、果汁等饮料混用，因为饮料的酸碱性会影响药物的稳定和疗效。

三、用药误区

1. 成人药减量儿童用

用药首先强调的是安全性。由于儿童的肝肾等脏器尚未发育完全，其体脂肪、血液等分布与成人差别较大，单纯将儿童看成缩小的成人是不科学的。儿童不可随意减量用成人药，而应根据医嘱合理用药，照护者要详细了解药品说明书和注意事项，尤其要关注慎用和禁用信息。

2. 随一日三餐服药

“每日 3 次”是医生根据药物在人体内的代谢速度确定的服药规律，意思是将 1 d 的 24 h 平均分为 3 个时段，每 8 h 服药 1 次。这样能保证体内稳定的血药浓度，达到治疗效果。如果把 3 次服药时间都安排在餐后，则会造成白天血药浓度过高，而夜晚达不到有效浓度。

3. 忘服药下次双倍补上

忘记服药时忌下次双倍服药，以免大幅增加药物的副作用，加重机体代谢负担。

4. 服药后马上运动

药物服用后 30 ~ 60 min 才能在肠道内溶解吸收，且药物吸收过程中需要足够的血液参与循环。如果饭后马上运动，会导致胃肠等脏器血液供应不足，影响药物的吸收效果。

5. 重复服用同一类药

拥有同一种通用名的药品，由不同药厂生产时，又会有一个独特的商品名。人们往往熟知药品的商品名，却忽视其通用名，从而出现重复用药的情况。

6. 用饮料送服

茶水、果汁、牛奶、可乐等都会与药物发生相互作用，影响疗效。药物服用的正确方法是用温开水送服。

7. 服药期间喝酒

服安眠药时饮酒，可能使人昏迷不醒；使用头孢类抗生素期间饮酒，可能出现面部潮红、心悸、呼吸困难，甚至过敏性休克；糖尿病人用药期间空腹饮酒，容易引发低血糖。

8. 躺着服药

躺着服药时药物容易黏附在食管壁上，不仅严重影响疗效，还可能刺激食管，引发咳嗽或局部炎症，严重的甚至损伤食管壁。正确的服药姿势是端坐或站立。

9. 乱服止痛药

长期乱服止痛药可能对胃肠道产生刺激，导致肾脏损伤，诱发心血管疾病以及产生心理依赖。另外，由于止痛药掩盖了病情，人们很可能错过最佳诊断、治疗时机。

10. 饮食无禁忌

药物服用要讲究饮食禁忌，不合理的饮食会降低药效。因此，服药期间应遵医嘱适当调整饮食。

思考与练习

1. 简述合理用药的基本原则。
2. 简述孕产妇安全用药原则。
3. 简述老年人安全用药原则。
4. 简述儿童安全用药原则。

课题三
协助用药

能力目标

- 能达到照护者协助用药的基本要求。
- 能正确认识照护者的法律责任与遵循原则。
- 能知晓协助用药的注意事项。
- 能开展协助用药宣教。

协助照护对象用药是健康与社会照护专业领域从业人员的一项基本技能。照护者只有树立强烈的法律意识，承担相应的法律责任，遵循照护过程中的伦理学原则和用药原则，才能正确协助照护对象合理用药。

一、照护者协助用药的基本要求

照护者既是药物治疗的实施者，又是照护对象用药前后的监护者，在发挥药物的最佳疗效和减少不良反应中起着重要作用。照护者在协助用药时应做到以下四点。

1. 用药前评估

执行医嘱前，应了解照护对象的诊断和病情，明确医生用药目的，注意药物禁忌证、药物相互作用和配伍禁忌。若对医嘱有疑问，应先与医生联系后再执行。

2. 严格执行医嘱

执行医嘱时，应严格做到“三查”(操作前查、操作中查、操作后查)、“七对”(对床号、对姓名、对药名、对药物剂量、对药物浓度、对用药方法、对用药时间)，保证准确无误，避免发生医疗事故。

3. 观察药物不良反应

用药期间严密观察照护对象反应，监测有关数据，及时预防、发现和处理不良反应，避免药源性疾病的发生。

4. 加强用药教育

在药物治疗过程中，要随时教育照护对象和家属积极配合治疗，并耐心讲解所用药物的有关知识，特别是一些常见的不良反应和注意事项，指导照护对象合理用药。

二、照护者的法律责任与遵循原则

1. 法律责任

照护者在协助用药时，还应具备相应的法制观念，承担相应的法律责任。在药物治疗方面，有一些问题应该从法律的角度加以重视。

（1）处方权

照护者只负责执行医嘱，没有处方权。如发现医生所开处方不够清楚或有不合适的地方，可向医生询问，但不可自行修改或更换。

（2）协助用药

在一般情况下，照护者应认真执行医嘱。若发现医嘱有错误，照护者可暂不执行并向医生提出。如明知医嘱有错误，仍执行错误的医嘱，一旦发生不良后果，也要承担法律责任。

（3）特殊药品的管理

对吗啡、哌替啶及可待因等有成瘾性的麻醉药必须严格保管，不能让他人窃取和倒卖。照护者如利用工作之便，盗取这类药加以贩卖或自己使用，也会构成犯罪。

（4）照护记录

一份及时完整的照护记录，可以说明照护者为照护对象做了哪些工作，工作是否恰当，还能体现照护质量的高低。照护记录是一份重要的法律文件，一旦发生纠纷，可以作为法律依据。

（5）照护失当

照护失当是指照护者协助用药过程中，由于责任心不强、工作不细心而发生过失行为。这种过失可分为两类：一类是疏忽，是因工作不认真或遗忘而造成的失职或过错，如给错药或漏服某些药物，由于及时弥补或药物本身的性质未给照护对象带来不良的后果或后果不严重，照护对象虽然有意见，但未构成法律问题；另一类是过失犯罪，由于照护者协助用药不当，造成照护对象不可挽回的身心和经济损失，照护者必须承担法律责任。

2. 遵循原则

（1）伦理学原则

照护者要一切从照护对象的利益出发，认真执行安全用药原则。对使用安慰剂的问题一直看法不一：如果是为了减少使用易成瘾药物，对照护对象有益，则可以酌情使用；对于一些新药的试验，需要照护对象配合时，应事先将实情告诉照护对象，做到“知情同意”，才不违反道德原则。

（2）用药原则

在整个药物治疗过程中，照护者有责任协助照护对象合理用药，向照护对象及家属讲解所用药物的有关知识，特别是一些常见不良反应和注意事项，以保证用药安全、有效。

1）在执行医嘱前，应了解照护对象的诊断和病情，明确用药目的，熟悉所用药物的理化性质、药理作用、临床应用、用法用量、不良反应及注意事项，并掌握用药时和用药后的照护要点等。

2）仔细检查药物，除核对药名外，还应检查药物的色、味、外观是否符合要求，溶液澄明度如何，注射药物的密封口是否松动，药瓶有无裂纹，是否在有效期内，是否有沉淀物、絮状物等；药物稀释后，颜色有无变化，有无不应有的结晶或颗粒。有问题者不得使用。

3）合理掌握用药时间，正确选择用药方法：餐前服的不能在餐后服，皮内注射不能执行为皮下注射，舌下含服不能用作含服等。用药期间，还应向照护对象介绍有关注意事项，指导其配合治疗，提高药物疗效，减少不良反应。

4）照护对象用药后，要密切观察其病情变化和药物不良反应，发现与药物有关的病情变化及不良反应要及时报告医生。

三、协助用药注意事项

1. 注意照护对象病史

照护者协助用药时应关注照护对象病史，避免导致不良后果。例如对胃肠道痉挛并有青光眼的照护对象，若忽视其青光眼病史而应用阿托品，将会导致严重不良后果。

2. 选择适宜的用药方式

照护者需根据照护对象病情缓急、用药目的及药物本身的性质等选择用药方法，如对危重病例，宜用静脉注射或静脉滴注；治疗气管炎、哮喘，采用气雾吸入疗效往往较好；对阴道滴虫病，多采用阴道塞入；治疗胃溃疡、胃炎、肠炎及驱肠虫时，宜口服。在注射用药时，同一血管不可反复注射，以免药液刺激引起静脉炎，油溶液及油混悬液禁用静脉注射，以免引起血管栓塞。

3. 防止药物蓄积中毒

照护者应关注一些排泄较慢而毒性较大的药物，如洋地黄、士的宁，为防止照护对象蓄积中毒，用到一定量后停药或使用维持量。该类药物由于容易引起蓄积中毒，故应尽量避免用于肝、肾功能不全者，并规定一定的连续用药次数或一定时间作为一个疗程。

4. 注重个体差异性

照护者应注意照护对象年龄、性别和个体的差异性。小儿由于机体发育尚未成熟，对药物的反应与成人有所不同。

5. 关注药物相互作用

照护者在协助联合用药时，注意避免药物相互作用及配伍禁忌，确保照护对象安全。

四、协助用药宣教

1. 药名、剂量和用药

（1）药名

照护者应让照护对象了解所用的药。如果所用药有多个名字，则都应告知，避免同一种药物因药名不同造成重复服药。

（2）剂量范围和用药时间

照护者应向照护对象交代药物的服用剂量、服用次数和用药时间；如果照护对象服用两种以上药物，应告知是否能同时服用；有些药物剂量由照护对象自己调整，如胰岛素的用量要由照护对象根据所摄入的热量和活动量，并结合所测血糖值予以调整，照护者应教会其调整用量的方法。对记忆力减退、自理能力差的老年人或药物种类太多等原因不能保证按医嘱要求用药的照护对象，照护者要亲自协助用药，或交代照护对象家属帮助其按时用药。

（3）药物保存

某些药物的化学性质不稳定，如果保存方法不当就会变质失效。照护者应告诉照护对象药物正确的保存方法，如放置在冰箱或避光容器中；并注意提醒照护对象和家属把药物放在小孩拿不到的地方，避免小孩把药丸误当糖果食用。

（4）用药方法

照护者应向照护对象交代清楚用药方法，并协助其正确用药。如硝酸甘油要舌下含服，不能吞服，而有些药片或胶囊必须吞服，不能咬碎或压碎；有些药物需与液体或食物同服以减少不良反应，而有些药物必须空腹服用才能生效等。胰岛素或生长激素等皮下或肌内用药的药物，可先由照护者教会照护对象或家属正确用药方式，再由他们自行注射。

（5）用药持续时间

照护者应告知照护对象停药时间。如糖尿病患者服用降糖药，可能需要终身服药；急性疼痛者，疼痛缓解后即可停止服药；胃溃疡患者服药一定时间后要进行疗效评估，再决定是否继续用药或改用其他治疗方法。

2. 药物的预期效应与起效时间

照护者应告知照护对象所服药物的预期效应和起效时间，让照护对象学会自己评价治疗效果。如果疗效不好，应及时就诊，以免延误时机。起效时间很长的药物，如治疗精神抑郁症或分裂症的药物，一般需要三个月甚至半年才能看出一些疗效。照护者应让照护对象及家属明白，用药不能急于求成，要坚持按医嘱服药，不轻易变换药物。

3. 药物的不良反应

照护者在协助照护对象用药时，应告知其所服药物可能会发生的不良反应，及发生后应采取的急救措施。例如，用胰岛素的糖尿病患者应知道胰岛素过量可能引起低血糖的早期症状，如出汗、心率增加等，明确出现这些症状时应立即口服葡萄糖溶液或补充含糖量较高的食物，避免血糖继续下降导致昏迷甚至死亡。

常见的药物不良反应包括副作用、毒性反应、变态反应、后遗反应、继发反应等。

（1）副作用

副作用是指应用治疗量的药物后所出现的治疗目的以外的药理作用。随着治疗目的的改变，副作用与治疗作用可相互转化。如麻黄碱具有兴奋中枢神经系统和收缩血管升高血压的作用，当其用于治疗低血压时，兴奋中枢神经系统引起的失眠就是副作用；当其用于治疗精神抑郁性疾病时，引起血压升高就是副作用。

（2）毒性反应

毒性反应是指药物剂量过大、用药时间过长或药物在体内蓄积过多时，对用药者靶组织（器官）产生的危害性反应。其中短期内过量用药而立即产生的毒性称为急性毒性，长期用药在体内蓄积而逐渐产生的毒性称为慢性毒性。致癌、致畸胎、致突变就属于慢性毒性范畴。

（3）变态反应

变态反应是指使用某种药物后产生的对机体有损害的异常免疫反应，又称过敏反应，主要表现为瘙痒、皮疹、荨麻疹及过敏性休克等，如青霉素引起的过敏反应。变态反应的发生与药物本身的药理性质无关，与药物剂量也没有直接关系，一般仅见于少数过敏体质者，发病率不高，但有时后果严重，甚至可以致命。

（4）后遗反应

后遗反应是指血药浓度已降到最低有效浓度以下，仍表现出一定的效应。如使用异戊巴比妥催眠时，次日早晨可出现嗜睡的现象。

（5）继发反应

继发反应不是药物本身的效应，而是药物作用的间接效果。继发反应是指继发于药物治疗作用之后的一种不良反应，是治疗剂量下治疗作用本身带来的后果，如长期应用广谱抗生素形成的“二重感染”。

思考与练习

1. 简述照护者协助用药的注意事项。
2. 简述照护者的法律责任。
3. 简述照护者在照护过程中应遵循的伦理学原则。
4. 简述常见的药物不良反应。

模块二

抗感染药物

感染性疾病是指人体被细菌、病毒、真菌、衣原体、支原体、立克次体、螺旋体等病原微生物及寄生虫感染所引起的局部或全身性疾病。抗感染药物是指对病原体有抑制或杀灭作用，用于预防和治疗感染性疾病的药物，包括抗菌药、抗病毒药、抗寄生虫药等。本模块主要通过对抗菌药、抗病毒药、抗寄生虫药的药理作用、临床评价、主要药品的适应证及用法用量进行介绍，使照护者能协助照护对象合理使用抗感染药物。

课题一
抗 菌 药

能力目标

- 能知晓抗菌药的基本概念及作用机制。
- 能正确认识抗菌药的合理使用原则。
- 能知晓各类抗菌药的药理作用及临床评价。
- 能开展对抗菌药的用药照护。
- 能协助照护对象合理应用抗菌药的主要药品。

抗菌药是指对病原菌有抑制和杀灭作用的药物，包括抗生素、人工合成抗菌药、消毒防腐药等。在临床使用中，抗菌药对病原菌产生作用的同时，往往对机体也会产生不良影响。因此，照护者需要熟悉抗菌药的基本知识，在使用抗菌药的过程中，一定要注意机体、药物、病原菌三者的关系。

一、抗菌药基础知识

1. 常用术语

（1）抗生素

抗生素是指由某些微生物（细菌、真菌、放线菌等）在生命过程中产生的具有生理活性的一类次生代谢产物及其衍生物。

（2）抗菌谱

抗菌谱是指抗菌药的抗菌作用范围，每种抗菌药都有一定的抗菌谱。仅作用于单一菌种或局限于某一菌属的抗菌药称为窄谱抗菌药，如青霉素只对 G+ 菌有效。对多种病原菌有抑制或杀灭作用，抗菌范围广泛的药物称为广谱抗菌药，如四环素类抗生素。

（3）抗菌活性

抗菌活性是指药物抑制和杀灭病原菌的能力，临床上常用最低杀菌浓度（MBC）和最低抑菌浓度（MIC）来表示。MBC 指能够杀灭培养基内病原菌的最低药物浓度，MIC 指能够抑制培养基内病原菌生长的最低药物浓度。

（4）抑菌药

抑菌药是指能抑制病原菌的生长繁殖，但无杀灭作用的药物，如磺胺类抗生素。

（5）杀菌药

杀菌药是指既能抑制病原菌的生长繁殖，又具有杀灭作用的药物，如头孢菌素类抗生素。

（6）二重感染

二重感染又称菌群失调症，是指长期使用广谱抗菌药，使敏感菌生长受抑制，不敏感菌大量繁殖，从而引起的新感染，如白色念珠菌的感染、伪膜性肠炎。

2. 抗菌药的作用机制

抗菌药是通过干扰病原菌的细胞壁合成、增加病原菌细胞膜通透性、影响病原菌蛋白质合成、抑制病原菌核酸合成、影响病原菌叶酸代谢等，影响其结构或功能，从而发挥抑制或杀灭作用。

3. 病原菌耐药性

病原菌耐药性又称抗药性，是指病原菌多次接触药物后，对药物敏感性下降或消失，致使药物疗效减弱或消失。耐药性分为天然耐药性、获得性耐药性和交叉耐药性三种。

病原菌产生耐药性导致抗菌药失效是当前药物治疗中的重要问题。为了克服病原菌对药物产生耐药性，临床上要合理使用抗菌药，注意剂量和疗程，注意联合用药。

4. 抗菌药的合理应用原则

抗菌药的滥用，会极大地增加临床治疗过程中发生药物毒性反应、过敏反应、二重感染、耐药性等的可能性，因此抗菌药的合理应用显得尤为重要。

（1）严格掌握选药指征

1）明确病原学诊断，根据病原体种类选择合适的抗菌药。

2）根据药物的抗菌作用、吸收分布特性、抗菌谱与适应证选药。

3）根据使用者的个体情况，包括年龄、性别、病理生理状态、肝肾功能、免疫功能、经济状况合理选药。

（2）严格掌握用药方法

1）抗菌药对病毒感染无效，一般不用。

2）病因未明或发热原因不明的，一般不用抗菌药，以避免掩盖病情，延误治疗。

3）注意用药途径，剂量要适当，疗程要足够。剂量过小，不但无治疗效果，而且易产生耐药性；剂量过大，疗程过长，既浪费药物，又易发生毒副作用；疗程过短，易使疾病复发或转为慢性。

4）尽量避免局部应用抗菌药，以免发生过敏反应或产生耐药性。

5）除非有严格适应证，否则应尽量避免预防用药。

（3）合理使用联合用药

对抗菌药的联合使用，要注意合理性。一般用一种抗菌药就能控制的感染不需要联合用药，以避免未增加疗效反而增加不良反应及耐药菌株的产生。

二、β-内酰胺类抗生素

β-内酰胺类抗生素分为青霉素类、头孢菌素类及非典型的β-内酰胺类抗生素。这类抗生素具有抗菌活性强、毒性低、适应证广、疗效好等优点。

1. 药理作用与临床评价

（1）作用特点

β-内酰胺类抗生素的作用机制主要是抑制细菌细胞壁黏肽的合成，导致细菌膨胀、裂解死亡。

1）青霉素类抗生素包括天然青霉素和半合成青霉素，属于繁殖期杀菌药。青霉素类抗生素主要用于G+、G−球菌及一些G+杆菌的感染。天然青霉素不耐酸、不耐酶，抗菌谱窄；阿莫西林广谱抗菌；哌拉西林抗绿脓杆菌；青霉素类抗生素与β-内酰胺酶抑制剂如克拉维酸、舒巴坦等组成复方制剂，如阿莫西林－克拉维酸钾，可改变不耐酶的特性，提高抗菌效果。

2）头孢菌素类抗生素的抗菌作用机制与青霉素类抗生素相同，属于繁殖期杀菌药。表2-1-1介绍了头孢菌素类抗生素的作用特点。

表 2-1-1 头孢菌素类抗生素的作用特点

类别	抗菌作用	对酶稳定性	肾毒性	适用	主要药品
第一代	对G+菌作用强，对G-菌作用弱，对绿脓杆菌、厌氧菌无效	对β-内酰胺酶稳定性差	有一定肾毒性	轻、中度感染	头孢氨苄、头孢羟氨苄、头孢唑啉、头孢拉定
第二代	对G+菌作用较第一代弱，对G-菌作用较第一代强，对绿脓杆菌无效，对厌氧菌有一定效果	对多种β-内酰胺酶稳定	肾毒性较第一代小	G+菌、G-菌的感染	头孢孟多、头孢呋辛、头孢克洛
第三代	对G+菌作用较第一、二代弱，对G-菌作用较第一、二代强，对绿脓杆菌、厌氧菌作用较强	对多种β-内酰胺酶高度稳定	对肾脏基本无毒性	严重G-菌及敏感G+菌感染、原因未明的经验性治疗及院内感染	头孢噻肟、头孢他啶、头孢曲松、头孢哌酮
第四代	广谱、高效	对多种β-内酰胺酶稳定性最强	对肾脏无毒性	耐第三代头孢菌素的G-菌引起的重症感染	头孢匹罗、头孢吡肟

3）其他β-内酰胺类抗生素主要包括头霉素类、碳青霉烯类、单酰胺菌素类、氧头孢烯类抗生素及β-内酰胺酶抑制剂。表 2-1-2 介绍了其他β-内酰胺类抗生素的作用特点。

表 2-1-2 其他β-内酰胺类抗生素的作用特点

类别	抗菌作用	对酶稳定性	适用	主要药品
头霉素类抗生素	抗厌氧菌作用强	对大多数超广谱β-内酰胺酶稳定	敏感菌引起的呼吸道、泌尿道、腹腔、盆腔及妇科感染	头孢西丁、头孢美唑
碳青霉烯类抗生素	抗菌谱最广，对G+菌、G-菌、需氧菌、厌氧菌均有较强抗菌作用	对各种β-内酰胺酶高度稳定	敏感菌所致的下呼吸道、消化道、腹腔、泌尿道、皮肤、骨、关节、软组织等感染	亚胺培南

续表

类别	抗菌作用	对酶稳定性	适用	主要药品
单酰胺菌素类抗生素	窄谱，对需氧 G- 菌有效，对 G+ 菌、厌氧菌作用差，与青霉素类、头孢菌素类抗生素无交叉过敏	对多种β-内酰胺酶高度稳定	下呼吸道、尿路、软组织感染及败血症，适用于对青霉素类、头孢菌素类抗生素过敏者，及作为氨基糖苷类抗生素的替代品	氨曲南
氧头孢烯类抗生素	广谱、高效，对多种 G- 菌、厌氧菌作用较强	对β-内酰胺酶稳定	呼吸道、尿路、女性生殖道感染，外科、耳鼻喉科常见感染	拉氧头孢、氟氧头孢
β-内酰胺酶抑制剂	与其他β-内酰胺类抗菌药合用增强抗菌作用	抑制β-内酰胺酶	下呼吸道、腹腔、软组织等感染及败血症	克拉维酸、舒巴坦

（2）典型不良反应

1）过敏反应：过敏反应的发生与剂量无关，各种用药途径和各种制剂均可引起。青霉素类抗生素与头孢类抗生素有交叉过敏反应。过敏性休克多在青霉素类抗生素注射数分钟后发生，表现为呼吸困难、喉头水肿、紫绀、血压下降、昏迷甚至死亡。

2）高血钠、低血钾或高血钾：大量使用青霉素钠盐或钾盐可发生。

3）出血：大剂量使用青霉素类抗生素可能导致出血倾向。

4）二重感染：长期、大剂量使用可致菌群失调。

5）胃肠道反应：主要表现为腹泻、恶心、呕吐。

6）肾损伤：多见于第一代头孢，表现为血尿素氮、肌酐升高。

7）中枢神经系统反应：碳青霉烯类抗生素可引起中枢神经系统严重不良反应，如精神障碍、幻觉、错乱、癫痫发作等。

（3）禁忌证

青霉素皮试阳性及有青霉素、头孢菌素过敏史者禁用。导致持续腹泻或呕吐的胃肠道疾病者，会降低吸收。过敏体质或支气管哮喘者应特别注意。

（4）药物相互作用

1）丙磺舒、磺胺类药可阻滞青霉素类抗生素排泄。青霉素类抗生素与氨基糖苷类抗生素混合可降低抗菌活性，因此两种药物不能置于同一容器内服用；与华法林合用，可增强抗凝作用。阿莫西林 - 克拉维酸钾与别嘌醇合用，皮疹发生率显著增高，故应避免合用。

2）头孢类抗生素与抗凝血药、非甾体抗炎药联合应用，可使出血风险增加；与氨基糖苷类抗生素可相互灭活，因此不能混在同一容器内。头孢曲松与多种药物有配伍禁忌，故需单独用药。

3）碳青霉烯类抗生素与丙戊酸钠合用，可促进丙戊酸钠代谢，甚至诱发癫痫。拉氧头孢与利尿剂如呋塞米合用，可加重肾损害。

2. 用药照护

（1）用药前须知

青霉素类药可引起较严重的过敏反应，因此协助用药前一定要询问用药史、有无青霉素类及其他类药药物过敏史、过敏性疾病史，询问是否用药前已做过青霉素皮肤敏感试验。

（2）使用中掌握

1）用药时间：β-内酰胺类抗生素须每日分次用药。为保证治疗的有效性，避免病原菌产生耐药性，应严格按医嘱协助照护对象规律用药，避免遗漏或提前停药。

2）用药方法：注意静脉滴注时间不宜过长，青霉素钾盐不可快速静脉用药。阿莫西林－克拉维酸钾在胃肠道的吸收不受食物影响，故可在空腹或餐后服用，可以建议照护对象服药时与牛奶等同服，以减少胃肠道反应。

3）用药照护：用药期间注意照护对象是否出现过敏反应征象，全身大剂量使用青霉素类药时可能出现中枢神经系统反应，尤其婴儿、老年人、肾功能不全者及大剂量使用青霉素钠盐、钾盐者，照护者要密切监测其生命体征，一旦有任何异常，立即联系医生处理。口服青霉素类药要注意胃肠道反应，如腹泻、恶心、呕吐等。使用哌拉西林时注意凝血异常导致的出血，监测血象、凝血功能及是否有出血症状。

（3）用药后注意

头孢菌素类抗生素及拉氧头孢用药期间及之后 5 ～ 7 日避免摄入乙醇类食物及药物，以免引起“双硫仑样”反应。

3. 主要药品

（1）青霉素

用于敏感菌所致的各种感染，如肺炎、菌血症、脓肿等。肌内注射或静脉滴注。

（2）阿莫西林

用于敏感菌所致的呼吸道、泌尿生殖道、皮肤软组织感染及急性单纯性淋病、伤寒、钩端螺旋体病等。与质子泵抑制剂、克拉霉素联合治疗消化性溃疡。口服或静脉用药。

（3）哌拉西林

用于敏感菌所致的呼吸道、胆道、软组织、骨组织、泌尿生殖道、腹腔、盆腔感染，对绿脓杆菌和某些脆弱拟杆菌有效。静脉用药。

（4）阿莫西林－克拉维酸钾

广谱青霉素，用于敏感菌引起的上呼吸道、下呼吸道、泌尿系统、皮肤软组织等感染。口服或静脉用药。

（5）头孢拉定

用于敏感菌所致的急性咽炎、扁桃体炎、中耳炎、支气管炎、肺炎等呼吸道感染、泌尿生殖道感染及皮肤软组织感染等。口服。

（6）头孢克洛

用于敏感菌所致的感染，如中耳炎、呼吸道感染（如咽炎、扁桃体炎、支气管炎、细菌性肺炎）、泌尿道感染（如肾盂肾炎、膀胱炎、淋球菌性尿道炎）、皮肤软组织感染（如蜂窝织炎、创伤感染）。口服。

（7）头孢曲松

用于敏感菌所致的脓毒血症、脑膜炎、腹部感染、骨及关节感染、皮肤软组织感染、伤口感染、泌尿生殖道及肾感染、呼吸道感染、围手术期预防感染。肌内注射、静脉注射或静脉滴注。

（8）拉氧头孢

用于敏感菌所致的呼吸系统、消化系统、泌尿生殖系统、腹腔、骨、关节、皮肤、软组织感染及败血症、脑膜炎等严重感染。肌内注射、静脉注射或静脉滴注。

三、氨基糖苷类、四环素类与氯霉素类抗生素

氨基糖苷类抗生素的常见药品有链霉素、庆大霉素、卡那霉素、阿米卡星、妥布霉素等。四环素类抗生素属于广谱抑菌类抗生素，有天然和半合成两类，常见药品有四环素、金霉素、多西环素、米诺环素等。氯霉素类抗生素的常见药品有氯霉

素和甲砜霉素。

1. 药理作用与临床评价

（1）作用特点

氨基糖苷类、四环素类、氯霉素类抗生素均通过不同环节抑制细菌蛋白质的合成，而起到杀菌或者抑菌的作用。

氨基糖苷类抗生素为静止期杀菌剂，主要对多种需氧 G− 杆菌有很强的抗菌作用，对厌氧菌无效。

四环素类抗生素为快速抑菌剂，高浓度时对某些细菌有杀灭作用，可以抗包括 G+ 菌、需氧 G− 菌和厌氧菌、立克次体、螺旋体、衣原体、支原体等及某些原虫，但近年来耐药菌株逐渐增多。

氯霉素类抗生素是广谱抑菌药，对 G− 菌作用强于 G+ 菌，对立克次体、螺旋体、衣原体、支原体有抑制作用，易产生耐药性。

（2）典型不良反应

氨基糖苷类抗生素：常见耳毒性、肾毒性、神经肌肉阻滞、过敏反应等。

四环素类抗生素：常见消化道反应、过敏反应、肝肾损害、牙齿黄染、影响婴幼儿骨骼发育、静脉用药导致的静脉炎等，以及菌群失调，如维生素缺乏、二重感染、伪膜性肠炎。

氯霉素类抗生素：表现为抑制骨髓造血功能，如出现粒细胞减少、再生障碍性贫血；也包括灰婴综合征、消化道反应、神经精神症状、菌群失调等。

（3）禁忌证

妊娠期妇女、过敏或有严重毒性反应者禁用这三类药。8 岁以下儿童禁用四环素类抗生素，新生儿避免使用氯霉素类抗生素。

（4）药物相互作用

氨基糖苷类抗生素与 β- 内酰胺类抗生素混合可相互灭活。抗酸药可使四环素类抗生素吸收减少，活性降低，四环素类抗生素与钙剂、镁剂、铁剂合用，可形成不溶性络合物。氯霉素类抗生素可拮抗维生素 B_6 或促进其肾排泄。

2. 用药照护

（1）用药前须知

使用氨基糖苷类抗生素前要详细询问照护对象过敏史及是否曾发生过严重毒性

反应。重症肌无力及帕金森患者避免使用氨基糖苷类抗生素。

（2）用药过程监护

用药期间定期检查血尿常规、肝肾功能，尤其是需长期用药者。老年人、全身状况不佳者要注意用药剂量并严密监护。使用氨基糖苷类抗生素注意检查听力。

（3）用药后注意

使用米诺环素后要注意是否出现光敏现象，如晒斑加重、手足口鼻刺麻感、指（趾）甲松动等。服药后不要直接暴露在阳光下，一旦出现皮肤红斑要立即停药。使用氯霉素期间和停药后 5 ~ 7 日禁止摄入含酒精饮品。

3. 主要药品

（1）庆大霉素

用于敏感 G- 菌所致的严重感染，如败血症及下呼吸道、盆腔、腹腔、肠道、皮肤软组织、复杂性尿路感染等，以及中枢神经系统感染的鞘内注射治疗。口服、肌内注射或静脉滴注。

（2）阿米卡星

用于敏感 G- 菌及葡萄球菌所致的严重感染，如细菌性心内膜炎、菌血症、败血症及下呼吸道、腹腔、胆道、骨关节、皮肤软组织、复杂性尿路感染等，及庆大霉素、卡那霉素、妥布霉素耐药菌所致的严重感染。肌内注射或静脉滴注。

（3）米诺环素

用于因葡萄球菌、链球菌、肺炎球菌、淋病奈瑟菌、痢疾杆菌、大肠埃希菌、克雷伯氏菌、变形杆菌、绿脓杆菌、梅毒螺旋体及衣原体等对本品敏感的病原体引起的各类感染。口服。

（4）氯霉素

主要用于伤寒、副伤寒、其他沙门菌、脆弱拟杆菌感染，脑膜炎球菌或肺炎球菌性脑膜炎，流感嗜血杆菌性脑膜炎，立克次体病，需氧菌与厌氧菌混合感染的脑脓肿等。口服或静脉滴注。

（5）甲砜霉素

主要用于敏感菌如沙门菌、大肠埃希菌、流感嗜血杆菌所致的呼吸道、肠道、泌尿道等的感染。口服。

四、大环内酯类、林可霉素类、多肽类抗生素

大环内酯类抗生素是一类弱碱性抗生素，常见药品有红霉素、罗红霉素、阿奇霉素、克拉霉素等。林可霉素类抗生素的常见药品有林可霉素和克林霉素。多肽类抗生素的常见药品有万古霉素、去甲万古霉素、替考拉宁、多黏菌素等。

1. 药理作用与临床评价

（1）作用特点

大环内酯类抗生素阻碍细菌蛋白质合成，属于生长期抑菌剂，对 G+ 球菌、G− 球菌、部分 G− 杆菌、衣原体、肺炎支原体和嗜肺军团菌有抗菌作用。本类药之间有一定的交叉耐药性。

林可霉素类抗生素对各种厌氧菌有良好的抗菌作用，对 G+ 球菌有较高的抗菌活性，对部分 G− 球菌和沙眼衣原体敏感，近年来耐药菌增多。林可霉素与克林霉素有完全交叉耐药性。

多肽类抗生素抗菌活性强，但抗菌谱窄，是杀菌剂。

（2）典型不良反应

大环内酯类抗生素：主要表现为消化道反应如呕吐、腹痛、腹泻，有一定肝毒性，可引起耳鸣和听觉障碍、过敏反应。

林可霉素类抗生素：少见过敏反应、二重感染、肝功能异常，大剂量静脉快速滴注可见血压下降、心跳呼吸骤停等。

多肽类抗生素：主要引起肾毒性，如急性肾功能不全、肾衰竭、肾炎等。

（3）禁忌证

对大环内酯类、林可霉素类、多肽类抗生素过敏者禁用，部分心脏病患者禁用大环内酯类抗生素。妊娠期、哺乳期妇女应避免使用多肽类抗生素。

（4）药物相互作用

大环内酯类抗生素与其他肝毒性、耳毒性药物合用，可增强肝毒性、耳毒性；与卡马西平、特非那定、西沙必利、华法林、茶碱类、麦角胺等合用，可增强这些药的作用。阿奇霉素能增强抗凝血药的作用。

林可霉素类抗生素与抗肌无力药合用，可减弱后者的疗效；与大环内酯类抗生素相互拮抗；与麻醉性镇痛药合用，可加强呼吸抑制；与苯妥英钠、氨茶碱、硫酸镁等有配伍禁忌。

多肽类抗生素与氨基糖苷类抗生素、阿司匹林、顺铂、多黏菌素等合用，可增加耳毒性、肾毒性。

2. 用药照护

（1）用药前选择

用药前详细询问照护对象是否有本类药药物过敏史。注意肝肾功能不全者的使用剂量。

（2）用药过程监护

使用期间定期检查血常规、肝肾功能。使用多肽类抗生素时，要严密观察照护对象是否出现耳毒性、肾毒性。静脉用药要注意滴速，以免过快发生心脏毒性，出现心律失常，甚至晕厥或猝死，或出现严重低血压。林可霉素类抗生素用药期间密切关注抗生素相关性腹泻的发生，尤其有严重基础疾病者。

3. 主要药品

（1）红霉素

主要用于青霉素过敏者治疗链球菌引起的急性咽炎、扁桃体炎、猩红热、蜂窝织炎等；是军团菌肺炎、支原体肺炎的首选用药；用于衣原体、支原体属所致的泌尿系统感染、结膜炎；用于厌氧菌所致的口腔感染等。口服或静脉滴注。

（2）阿奇霉素

主要用于敏感菌所致的呼吸道、皮肤、软组织感染，沙眼衣原体及非多种耐药淋病奈瑟菌所致的泌尿生殖道感染。餐前 1 h 或餐后 2 h 口服，或静脉滴注。

（3）林可霉素

主要用于敏感菌所致的呼吸道、皮肤软组织、女性生殖道、盆腔、腹腔感染，以及作为对青霉素过敏或不宜使用青霉素者的替代药物。宜空腹口服，或肌内注射，或静脉滴注，注意静脉滴注时间不少于 1 h。

（4）克林霉素

主要用于 G+ 菌、厌氧菌所致的呼吸系统、泌尿系统、腹腔、女性盆腔生殖系统、皮肤软组织感染及骨髓炎、败血症、腹膜炎等。口服、肌内注射或静脉滴注。

（5）万古霉素

主要用于对甲氧西林耐药的葡萄球菌所致的感染，对青霉素、头孢类抗生素过敏的感染，长期服用广谱抗生素所致的二重感染。口服或静脉滴注。

五、人工合成抗菌药

人工合成抗菌药包括局部及全身用磺胺类药，常见药品有磺胺嘧啶、磺胺甲恶唑、磺胺嘧啶银、磺胺米隆等；氟喹诺酮类抗菌药，包括第一代的吡咯酸，第二代的吡哌酸，第三代的诺氟沙星、氧氟沙星、环丙沙星，第四代的莫西沙星、司帕沙星、加替沙星等；硝基呋喃类抗菌药，如呋喃妥因；硝基咪唑类抗菌药，如甲硝唑、替硝唑；磺胺增效剂甲氧苄啶等。

1. 药理作用与临床评价

（1）作用特点

磺胺类抗菌药为广谱抑菌药，对 G+ 菌、G− 菌、衣原体、原虫、少数真菌都有效果。

氟喹诺酮类抗菌药抗菌谱广，对 G+ 菌、G− 菌均有良好的抗菌作用，抗菌活性与浓度密切相关，用药途径多样，与其他药物无交叉耐药性，但近年来病原菌耐药性日趋严重。

硝基呋喃类抗菌药为广谱抗菌药，不易产生耐药性，口服吸收差，血药浓度低。

甲氧苄啶的抗菌谱与磺胺类抗菌药相似，但活性强，单用易产生耐药性。

（2）典型不良反应

磺胺类抗菌药：常见过敏反应如药疹、剥脱性皮炎等，其他如光敏反应、血象异常、再生障碍性贫血、关节痛、肝功能减退、肾损伤，缺乏葡萄糖 -6- 磷酸脱氢酶者易发生溶血性贫血及血红蛋白尿。

氟喹诺酮类抗菌药：不良反应大多程度轻，易耐受。常见胃肠道反应、肌痛、软骨损害、光敏反应、中枢神经系统反应、血糖紊乱等。

硝基呋喃类抗菌药：常见食欲不振、呕吐、腹泻、头痛、嗜睡、眼球震颤等，长期用药者严重的可发生周围神经炎、间质性肺炎等。

甲氧苄啶：可出现白细胞、血小板计数减少，高铁血红蛋白性贫血，偶见过敏症状。

（3）禁忌证

1）对本类药过敏者禁用。

2）妊娠期、哺乳期妇女禁用。

3）严重肝肾功能损害者禁用。

4）巨幼红细胞性贫血者禁用磺胺类抗菌药；患有中枢神经系统病变者和以往有神经、精神病史，尤其癫痫病史者禁用氟喹诺酮类抗菌药；白细胞减少、血小板减少、紫癜症者禁用甲氧苄啶。

5）新生儿禁用硝基呋喃类抗菌药，小于 2 个月婴儿禁用磺胺类抗菌药及甲氧苄啶，18 岁以下少年儿童禁用氟喹诺酮类抗菌药。

（4）药物相互作用

1）磺胺类抗菌药在碳酸氢钠作用下可促进排泄；与对氨基苯甲酸（PABA）、普鲁卡因拮抗；抑制口服抗凝血药、降糖药、苯妥英钠的代谢；与溶栓药、肝毒性药合用，可增加这些药的毒性；与光敏感药合用，可增加光敏感现象；干扰青霉素类药的杀菌作用。

2）氟喹诺酮类抗菌药与非甾体抗炎药同服可致中枢神经系统兴奋，增大惊厥的危险性；与口服降糖药或胰岛素同时使用可能引起血糖紊乱；增加茶碱类药、咖啡因、华法林等血药浓度，合用可引起不良反应。

3）硝基呋喃类抗菌药与溶血药合用，可增加本类药的溶血反应；与肝毒性药、神经毒性药合用，增加这两类药的毒性反应。

4）甲氧苄啶与骨髓抑制剂合用，白细胞、血小板减少的概率增加；与抗肿瘤药、氨甲蝶呤合用，有骨髓再生障碍或产生巨幼红细胞性贫血的可能；与华法林合用，可增强该药的抗凝作用。

2. 用药照护

（1）用药前须知

使用前了解照护对象病史，尤其是老年人、糖尿病者、肝肾功能不全者。氟喹诺酮类抗菌药用药前先进食，以避免空腹导致低血糖。了解照护对象既往用药史，详细询问照护对象是否有相关药物过敏史。

（2）用药过程中监护

用磺胺类抗菌药期间照护对象需要补充足量水，以促进药物排泄，防止发生结晶尿、血尿；如果疗程长、剂量大，宜同服碳酸氢钠以碱化尿液。

用氟喹诺酮类抗菌药期间，严密监测照护对象血糖，观察是否出现血糖异常的反应，如出汗、乏力、心悸、意识模糊等，尤其是降糖药及胰岛素使用者，一旦发生异常，立即停药并及时做相应处理；监测是否有心电图及血生化异常变化。

硝基呋喃类抗菌药建议与食物同服，以减少胃肠道反应。

（3）用药后注意

定期监测血常规、尿常规及肝肾功能。使用氟喹诺酮类抗菌药后，照护对象若出现跟腱炎和跟腱断裂的情况，应建议照护对象立即停药、避免运动并及时向医生咨询。用药后避免暴露在阳光和人工紫外光源下，或外出涂护肤乳膏，做好防护，以免出现光敏反应。一旦出现，可口服抗过敏药、维生素 B_2、维生素 C 等。

使用硝基呋喃类抗菌药期间及停药后 5 日内，禁止摄入含酒精饮品。

3. 主要药品

（1）磺胺嘧啶

主要用于流脑治疗；与磺胺增效剂甲氧苄啶合用，可治疗敏感病原微生物所致的感染，如支气管炎、肺炎、中耳炎、皮肤软组织感染等。口服、静脉注射或静脉滴注。

（2）磺胺甲恶唑

主要用于呼吸道、尿路、皮肤化脓性感染和扁桃体炎等及流脑的预防，与磺胺增效剂甲氧苄啶合用，抗菌作用可增强。口服。

（3）诺氟沙星

主要用于敏感菌所致的呼吸道、胃肠道、泌尿道感染，如支气管炎、肺炎、伤寒、肾盂肾炎等。口服或静脉滴注。

（4）环丙沙星

主要用于敏感菌所致的呼吸道、胃肠道、泌尿生殖道感染，及伤寒、骨和关节感染、皮肤软组织感染、败血症等。口服或静脉滴注。

（5）呋喃妥因

主要用于敏感菌所致的急性单纯性下尿路感染，也用于尿路感染的预防。口服。

（6）甲氧苄啶

主要用于敏感菌所致的急性单纯性下尿路感染初发，一般与磺胺类抗菌药合用。口服。

六、抗结核药

目前抗结核药种类较多，临床上将疗效高、不良反应少的列为一线抗结核药，如异烟肼、利福平、乙胺丁醇、链霉素、吡嗪酰胺。二线抗结核药是在对一线抗结核药产生耐药性或与其他抗结核药配伍时使用的药，如莫西沙星、左氧氟沙星等新一代喹诺酮类抗生素，对氨基水杨酸钠、卷曲霉素、卡那霉素等。

1. 药理作用与临床评价

（1）作用特点

异烟肼是全效杀菌剂，是抗结核的首选药。

利福平抗菌谱较广，对多种 G+ 菌有作用，抗结核效力与异烟肼相当。

对氨基水杨酸钠抗菌谱很窄，仅对细胞外结核杆菌有作用，干酪组织和脓液可降低其抑菌作用。

（2）典型不良反应

异烟肼：常用剂量不良反应小，剂量加大时可出现肝毒性、周围神经炎，其他如兴奋、欣快感、失眠、中毒性脑病等。

利福平：可出现肝功能异常，流感样症候群如寒战、发热、呼吸困难等。

对氨基水杨酸钠：常见食欲减退、腹痛腹泻、皮疹，少见胃溃疡、出血、血尿、蛋白尿、肝功能异常等。

（3）禁忌证

过敏者禁用。妊娠期妇女避免使用异烟肼，肝功能不全者、胆道梗阻者、怀孕 3 个月内妇女禁用利福平，充血性心力衰竭者、胃溃疡者、严重肝肾功能损害者、妊娠期及哺乳期妇女慎用对氨基水杨酸钠。

（4）药物相互作用

异烟肼与含铝抗酸剂合用，可延缓或减少吸收，故应在口服抗酸剂 1 h 后再服。异烟肼可拮抗维生素 B_6，导致周围神经炎；与对乙酰氨基酚合用，可增加肝毒性、肾毒性；可抑制卡马西平代谢，引起毒性反应。

异烟肼与利福平合用，肝毒性增加。利福平可使皮质激素、抗凝血药、茶碱、维拉帕米、口服降糖药、洋地黄苷类药药效减弱。利福平与丙磺舒合用，可产生毒性反应。

对氨基水杨酸钠可增强抗凝血药的作用。丙磺舒可导致对氨基水杨酸钠血药浓度增高，持续时间延长，发生毒性反应。对氨基水杨酸钠与利福平合用，可影响利福平的吸收。

2. 用药照护

（1）用药前须知

抗结核治疗疗程较长，用药前要告知照护对象遵循规律、全程用药的必要性，以提高用药依从性。

（2）用药过程中监护

监督照护对象遵循抗结核药应用原则，保证完成全疗程，以彻底治疗，避免病程拖延。治疗过程中监护照护对象肝肾功能、血常规和过敏反应。

利福平应于餐前 1 h 或餐后 2 h 服用，最好清晨空腹顿服，以免食物影响其吸收。观察照护对象是否出现手脚发麻、头晕、视力改变等神经炎现象，若出现上述情况应及时补充维生素 B_6。

（3）用药后注意

协助监测疗效，观察是否彻底治疗。联合用药可能增加出现不良反应的概率，故用药后要注意监测。提前告知照护对象，使用利福平后尿、唾液、汗液等排泄物可呈橘红色，以免引起不必要的担忧。

3. 主要药品

（1）异烟肼

单用于各型结核病的预防；与其他抗结核药联合，用于各型肺结核的各期，也用于结核性脑膜炎、其他肺外结核；另外，对痢疾、百日咳也有一定疗效。口服。

（2）利福平

与其他抗结核药联合，用于各型肺结核和其他结核病，也用于麻风病、耐甲氧西林金黄色葡萄球菌感染。口服，空腹顿服。

（3）对氨基水杨酸钠

与其他抗结核药联合，用于结核分枝杆菌所致的肺和肺外结核病。口服。

4. 抗结核药应用原则

（1）早期

一旦确诊结核病，要尽早进行治疗。一方面，疾病早期病变组织破坏较少，血液供应良好，药物利于渗透，病变组织也易于恢复；另一方面，病变部位的结核杆菌正处于生长繁殖旺盛期，易受药物攻击。

（2）联合

两种或两种以上的抗结核药同时应用可增加抗菌作用，延缓或减少耐药性的产生。不同抗结核药的作用不同，联合应用时可通过作用于结核杆菌的不同部位来抑制和杀灭病菌，使每一种抗结核药的总剂量减少，从而减少毒性反应、增强疗效、缩短疗程。

(3) 规律

按治疗方案在规定时间内规律用药，是治疗成功的关键。严格遵照方案给定的用药次数和间隔用药，避免遗漏或中断。不规律用药或停药，易产生耐药性，影响疗效。

(4) 适量

药物采用合适剂量，既能发挥有效的抗菌作用，又能减少副作用的产生。剂量过小影响疗效，易产生耐药性，剂量过大易发生毒副作用。

(5) 全程

抗结核药的应用要有足够的疗程，过早停药、疗程不足易导致治疗失败或复发率增加。

七、抗真菌药

人体真菌感染包括浅表真菌病和深部真菌病（侵袭性真菌病）。浅表真菌病指表皮、毛发等部位的真菌感染，深部真菌病指侵犯皮肤真皮、侵袭组织内脏的真菌感染。一般将常见的抗真菌药按化学结构分为：多烯类抗真菌药，又称抗生素类抗真菌药，如两性霉素 B、制霉菌素；唑类抗真菌药，如酮康唑、咪康唑、伊曲康唑；丙烯胺类抗真菌药，如特比萘芬；嘧啶类抗真菌药，如氟胞嘧啶。

1. 药理作用与临床评价

(1) 作用特点

多烯类抗真菌药改变真菌细胞膜的通透性，引起细胞内物质外漏而致真菌死亡。其中两性霉素 B 有广谱抗真菌活性，杀真菌作用强，但肾毒性较大。

唑类抗真菌药抗菌谱广，对多数浅表及深部真菌均有效，口服生物利用度高，毒性较低，为目前抗真菌治疗的主要药物。

丙烯胺类抗真菌药抗菌谱广，抗菌作用强。特比萘芬口服吸收好，食物对其无影响，但有首关效应。

嘧啶类抗真菌药主要通过干扰真菌蛋白质合成而导致其死亡。氟胞嘧啶口服吸收迅速、完全，体内分布广，极易产生耐药性，一般与其他药联用。

(2) 典型不良反应

多烯类抗真菌药：常见高热、寒战、头痛、嗜睡、惊厥等，偶见周围神经炎、蛋白尿。几乎所有患者在疗程中均可出现不同程度的肾功能损害，少见急性肝功能损害、低钾血症。

唑类抗真菌药：常致肝毒性，有肝功能异常表现，偶见白细胞减少、血小板减少、皮疹、贫血、头痛、失眠、视觉障碍、肾功能异常等。

丙烯胺类抗真菌药：可有肝功能异常、消化不良、腹痛腹泻、味觉障碍、接触性皮炎、过敏反应等不良反应。

嘧啶类抗真菌药：偶见肝功能异常、肝坏死、肝炎、骨髓造血抑制、再生障碍性贫血，少见过敏、脱发、白细胞减少等。

（3）禁忌证

过敏者及严重肝病者禁用，严重肾功能不全者慎用，妊娠期、哺乳期妇女避免使用。

（4）药物相互作用

两性霉素 B 所致的低钾血症可使洋地黄毒性增加；与氟胞嘧啶有协同作用，可增加氟胞嘧啶的毒性；与其他抗真菌药在体外有协同作用；与氨基糖苷类抗生素、抗肿瘤药、万古霉素等有肾毒性的药物合用，可增强其肾毒性。

氟康唑与利福平合用，可使氟康唑半衰期缩短；与口服磺酰脲类药合用，可延长这些药的半衰期，需要警惕以免发生低血糖。

2. 用药照护

（1）早期治疗

抗真菌治疗宜早开始，由于真菌培养速度慢而困难，早期经验性治疗可提高治愈率、存活率，降低死亡率。

（2）严密监测

用药期间严密监测血尿常规、肝肾功能、血钾、心电图等，一旦出现异常，应减量或停药直至恢复正常。使用外用药物时注意不宜用于开放性伤口，小心药物入眼，避免接触口、鼻等黏膜。

3. 主要药品

（1）两性霉素 B

用于敏感真菌所致的深部感染，如败血症、心内膜炎、脑膜炎、腹腔感染、肺部感染、尿路感染、眼内炎等。静脉滴注。

（2）氟康唑

用于念珠菌病、隐球菌病、球孢子菌病治疗，用于接受放化疗和免疫抑制治疗者的预防治疗，替代伊曲康唑治疗芽生菌病和组织胞浆菌病。口服或静脉滴注。

（3）特比萘芬

用于毛癣菌、絮状表皮癣菌等引起的皮肤、头发、指（趾）甲的感染，各种癣病（体癣、股癣、手足癣、头癣等），念珠菌引起的皮肤感染，皮肤霉菌引起的甲癣。口服或外用。

（4）氟胞嘧啶

用于念珠菌属心内膜炎、隐球菌属脑膜炎、念珠菌属或隐球菌属真菌败血症、肺部感染和尿路感染。口服或静脉滴注。

思考与练习

1. 简述抗菌药的耐药性。
2. 简述抗菌药的合理用药原则。
3. 简述β-内酰胺类抗生素的典型不良反应。
4. 简述氨基糖苷类、四环素类与氯霉素类抗生素的典型不良反应。
5. 简述大环内酯类、林可霉素类、多肽类抗生素的用药照护要点。
6. 简述人工合成抗菌药的用药照护要点。
7. 简述抗结核药的分类、主要药品及应用原则。
8. 简述常见抗真菌药的分类和作用特点。

课题二
抗 病 毒 药

能力目标

- 能知晓抗病毒药的药理作用与临床评价。
- 能实施抗病毒药的用药照护。
- 能协助照护对象合理应用抗病毒药的主要药品。

病毒是病原微生物中最小的一种。由病毒引起的感染性疾病非常常见，如流感、传染性肝炎、麻疹、水痘、艾滋病等。抗病毒药通过影响病毒增殖环节起作用。目前临床上疗效确切、安全低毒的高选择性抗病毒药较少，本课题主要介绍广谱抗病毒药、抗流感病毒药和抗疱疹病毒药。

一、广谱抗病毒药

广谱抗病毒药主要包括生物制剂如干扰素，嘌呤或嘧啶核苷类似药如利巴韦林。

1. 药理作用与临床评价

（1）作用特点

1）干扰素：有抗病毒、抗增生、调节免疫功能的作用。目前临床上所用的干扰素有重组型、长效型和自然型，可治疗多种病毒感染性疾病及肿瘤。

2）利巴韦林：又名病毒唑，具有广谱抗病毒作用。

（2）典型不良反应

常见泌尿系统表现，如多尿、结晶尿、肾功能异常、急性肾小管坏死、急性肾衰竭、尿毒症、尿路刺激征等；血液系统表现，如贫血、溶血、骨髓造血功能抑制，白细胞、血红蛋白及血小板减少；其他，如低血压、水肿、类流感样症状、呼吸困难等。

（3）禁忌证

1）对制品过敏者禁用。

2）妊娠期妇女禁用。

3）有心绞痛、心梗病史及其他严重心血管病史者，或治疗前6个月内有不稳定和未控制的心脏疾病者禁用。

4）有自身免疫性肝炎、肝功能失代偿者禁用。

5）有癫痫和其他中枢神经系统功能紊乱者及儿童期严重精神病史者禁用。

6）有其他严重疾病不能耐受副作用者禁用。

（4）药物相互作用

干扰素可抑制茶碱的代谢，使用干扰素时慎用安眠药及镇静药；与阿昔洛韦合用，具有抗病毒的协同作用。

利巴韦林可能有抑制司坦夫定的作用，两者合用能够增加不良反应发生的危险性。

2. 用药照护

（1）使用干扰素者，照护者要密切观察照护对象用药后是否出现发热、寒战、肝区痛等感冒样综合征等表现，或出现失眠、焦虑、抑郁、兴奋、易怒、原有精神疾病或癫痫发作等神经系统表现。一旦出现，应立即联系医生处理。

（2）长期大剂量使用利巴韦林者，肝功能、血象可能出现不良反应，照护者要密切观察照护对象是否有消化系统不适，如恶心、呕吐、腹泻，是否有头晕、乏力、疲倦、失眠、皮疹等，是否有异常出血情况。一旦发生，要及时与医生联系或协助就医。

3. 主要药品

（1）干扰素

用于治疗病毒性疾病，如慢性乙型肝炎、丙型肝炎、带状疱疹、尖锐湿疣、流行性出血热、小儿呼吸道合胞病毒肺炎等，及某些恶性肿瘤，如慢性粒细胞白血病、黑色素瘤、淋巴瘤等。肌内或皮下注射。

（2）利巴韦林

治疗呼吸道合胞病毒肺炎和支气管炎的首选药，也用于肝功能代偿期的慢性丙肝、甲乙流感病毒、疱疹等。口服。

二、抗流感病毒药

抗流感病毒药主要有金刚烷胺、奥司他韦等。

1. 药理作用与临床评价

（1）作用特点

金刚烷胺主要影响病毒的脱壳和复制，也可通过影响血凝素而干扰病毒的组装。

奥司他韦的活性代谢产物能够抑制病毒从被感染的细胞中释放，从而减少甲型或乙型流感病毒的播散。

（2）典型不良反应

金刚烷胺：常见腹痛、头晕、高血压或直立性低血压。

奥司他韦：常致疲乏、精神异常、抽搐、鼻塞、咳嗽、咽痛、支气管炎、结膜炎、喉头水肿等。

（3）禁忌证

1）对制品过敏者禁用。

2）新生儿、1 岁以下婴儿、妊娠期及哺乳期妇女禁用。

（4）药物相互作用

金刚烷胺与抗胆碱药合用，可增加抗胆碱药发生不良反应的风险；与抗精神病药、多潘立酮、甲基多巴、甲氧氯普胺等合用，可增加锥体外系发生不良反应的风险。

奥司他韦与疫苗之间可能存在相互作用，除非临床必用，否则使用减毒活流感疫苗两周内不应服用，或服用 48 h 内不使用疫苗。

2. 用药照护

（1）注意服药过程严密监护

服用金刚烷胺、奥司他韦期间，照护者要注意观察照护对象是否有胃肠道不适，是否出现皮疹等过敏反应，或中枢神经系统症状如头痛、眩晕、失眠、共济失调、注意力不集中等。一旦发现异常，及时与医生联系。

（2）了解特殊用药方法

奥司他韦可以与食物同服，对某些照护对象来说，进食的同时服药可提高药物的耐受性。当奥司他韦没有颗粒剂需要服用胶囊而照护对象无法吞服时，照护者可帮助打开胶囊，将内容物与少量适宜的甜味食品如糖浆混合，要注意混合物应混合后立即服用，若有剩余，可用少量水冲调后喝下。

3. 主要药品

（1）金刚烷胺

主要用于甲型流感的防治及帕金森病、帕金森综合征、药物诱发的锥体外系疾病等。口服。

（2）奥司他韦

主要用于成人及 1 岁以上（含 1 岁）儿童的甲型和乙型流感治疗，成人及 13 岁以上（含 13 岁）青少年的甲型和乙型流感预防。口服。

三、抗疱疹病毒药

抗疱疹病毒药主要包括阿昔洛韦、更昔洛韦、伐昔洛韦、喷昔洛韦、阿糖腺苷、膦甲酸钠等。

1. 药理作用与临床评价

（1）作用特点

阿昔洛韦、更昔洛韦、伐昔洛韦、喷昔洛韦等这一类药主要通过干扰病毒 DNA 多聚酶抑制病毒的复制。

阿糖腺苷抑制病毒的 DNA 合成。

膦甲酸钠抑制病毒的核酸合成。

（2）典型不良反应

常见一过性血肌酐、尿素氮升高、血尿、蛋白尿、骨髓造血功能抑制、贫血、粒细胞减少，严重者可能出现超敏反应、肝功能损害、肾功能损害、肾衰竭。此外，还可能有精神异常、震颤、昏迷、抽搐等中枢神经系统症状。眼膏剂可能引起眼部灼热感、异物感、畏光流泪等眼部刺激症状。

（3）禁忌证

1）对本类药有过敏反应者禁用。

2）妊娠期妇女不宜使用，哺乳期妇女使用期间要停止哺乳。

3）患有心脏病、电解质异常、使用已知可延长 QT 间期的药物以及有 QT 间期延长病史者，膦甲酸钠可以使风险增加，建议监测。

（4）药物相互作用

1）阿昔洛韦与齐多夫定合用，可引起肾毒性，表现为深度昏睡和疲劳；与丙磺舒合用，可使阿昔洛韦半衰期延长，药物蓄积。

2）齐多夫定与更昔洛韦合用，可增强中性粒细胞减少和贫血的副作用。

3）阿糖腺苷不可与血液、血浆、蛋白质、含钙剂的输液剂配伍，与别嘌醇合用可能加重神经系统毒性。膦甲酸钠应避免与其他有潜在肾毒性的药物连用，避免合用抗心律失常药，吩噻嗪类、三环类抗抑郁药，及某些大环内酯类和氟喹诺酮类抗生素。

2. 用药照护

（1）严格控制滴速

使用注射剂时，为避免出现电解质异常如低钙、低磷、高磷、低镁、低钾等，或出现急性肾衰竭，应严格控制滴速，使用输液泵进行用药，一般时间控制在 2 h 以上。使用时一旦出现不适症状，要立即停用，以免出现过敏性休克和血管性水肿。

（2）用药期间照护

用药期间补充充足的水分，以免药品在肾小管内沉淀，预防肾脏损害。

（3）用药后指导

指导照护对象避免从事需要精神警觉或肢体协调的活动。观察是否出现腹泻、恶心、呕吐、头痛、疲劳、皮疹、发热等症状，一旦发生，立即与医生联系处理。

使用眼膏剂出现畏光等眼部刺激症状时，可嘱咐照护对象在户外活动时佩戴太阳镜，避免强光。

3. 主要药品

（1）阿昔洛韦

用于单纯疱疹病毒感染治疗以及反复发作病例的预防，单纯疱疹性脑炎、带状疱疹、水痘、急性视网膜坏死等的治疗。多为口服。

（2）泛昔洛韦

用于治疗带状疱疹、单纯疱疹、水痘。口服，肾功能不全者应根据肾功能状况调整用法与用量。

（3）阿糖腺苷

用于治疗疱疹病毒感染所致的口炎、皮炎、脑炎及巨细胞病毒感染。肌肉或缓慢静脉注射。

（4）膦甲酸钠

仅适用于患有巨细胞病毒性视网膜炎和阿昔洛韦耐药的黏膜皮肤单纯疱疹病毒感染的免疫功能低下者。静脉注射或外用（乳膏剂）。

思考与练习

1. 简述广谱抗病毒药的作用特点。
2. 简述抗流感病毒药的用药照护要点。
3. 简述奥司他韦的适应证、用法及典型不良反应。

课题三
抗寄生虫药

能力目标

- 能知晓抗寄生虫药的药理作用与临床评价。
- 能实施抗寄生虫药的用药照护。
- 能协助照护对象合理应用抗寄生虫药的主要药品。

寄生虫病是指寄生虫侵入人体引起的疾病，常见的有疟原虫引起的疟疾、肠道蠕虫感染引起的蛔虫病、阿米巴虫感染引起的阿米巴痢疾、滴虫感染引起的生殖道滴虫病等。本课题介绍的抗寄生虫药主要包括抗疟药、抗肠蠕虫药、抗阿米巴原虫病药和抗滴虫病药。

一、抗疟药

1. 药理作用与临床评价

抗疟药分为主要控制症状的药物，如氯喹、青蒿素、奎宁；主要阻止复发和传播的药物，如伯氨喹；主要用于病因性预防的药物，如乙胺嘧啶。

（1）作用特点

氯喹作用强、起效快、疗效持久，是控制症状的首选药。

青蒿素高效、起效迅速、低毒，有首关效应，易通过血脑屏障。

伯氨喹在临床上作为控制复发和阻止疟疾传播的首选药，很少产生耐药性。

乙胺嘧啶半衰期长，作用持久。

（2）典型不良反应

氯喹常见轻度头晕、头痛、耳鸣、眩晕、失眠、精神错乱、面唇麻木，大剂量可致“金鸡纳”反应，如腹痛腹泻、呕吐、视物模糊、视野缩小、呼吸变浅甚至意识障碍，另外有角膜及视网膜变性、神经性耳聋等。

青蒿素偶见恶心呕吐、腹痛腹泻、四肢麻木、轻度皮疹、心动过速，大剂量可能导致肝功能异常。

伯氨喹治疗量可出现头痛头晕、恶心呕吐、发绀等，少数特异质者可出现严重反应，如急性溶血性贫血及高铁血红蛋白血症。

乙胺嘧啶不良反应少，偶有味觉改变、舌头疼痛、烧灼感、口腔溃疡、吞咽困难等，长期大剂量使用可出现叶酸缺乏的症状。

（3）禁忌证

妊娠期、哺乳期妇女禁用。氯喹、伯氨喹禁用于葡萄糖 -6- 磷酸脱氢酶缺乏者。

（4）药物相互作用

氯喹联合应用链霉素可加重对神经肌肉接头的抑制，使用洋地黄药物后再使用氯喹可引起心脏传导阻滞，氯喹与肝素合用可增加出血机会。

伯氨喹不宜与其他有溶血和抑制骨髓造血作用的药物合用。

2. 用药照护

（1）临床用药选择

用药前询问疾病史，如果肝肾功能不良或有心脏病、精神疾病等，需要谨慎选择药物。葡萄糖 -6- 磷酸脱氢酶缺乏者慎用抗疟药，以免出现急性溶血性贫血。

（2）注意用药安全

用药期间注意观察是否有视力、呼吸的改变或神经系统症状，尤其剂量较大时，注意出现“金鸡纳”反应，以便及时停药，防止严重后果。

（3）联合用药指导

氯喹和伯氨喹联合应用可作为治疗间日疟和三日疟的首选药物，起到协同作用，还能减少用药剂量。磺胺药和乙胺嘧啶合用疗效协同，还可延缓产生耐药性。

3. 主要药品

（1）氯喹

用于治疗对氯喹敏感的间日疟、三日疟和恶性疟，抑制性预防疟疾症状，还可治疗结缔组织病、肠外阿米巴病、光敏感疾病。口服。

（2）青蒿素

用于各类疟疾的症状控制，尤其对抗氯喹的恶性疟疗效较好。口服。

（3）伯氨喹

主要用于根治间日疟和控制疟疾传播。口服。

（4）乙胺嘧啶

主要用于预防疟疾，也可治疗弓形虫病。口服。

二、抗肠蠕虫药

1. 药理作用与临床评价

蠕虫主要包括绦虫、蛔虫、钩虫、蛲虫、鞭虫、囊虫等，不同蠕虫对不同药物的敏感性不同。合理选择低毒、高效的抗蠕虫药进行防治，可以治愈疾病、杜绝传染和降低发病率。常用的抗肠蠕虫药有甲苯咪唑、阿苯达唑、噻嘧啶等。

（1）作用特点

甲苯咪唑为广谱驱肠虫药，是治疗蛔虫、蛲虫、钩虫、鞭虫感染的首选药，但显效较慢。

阿苯达唑作用类似甲苯咪唑，但口服后吸收快，血药浓度高，具有高效、广谱、低毒的特点。

噻嘧啶抑制虫体胆碱酯酶，使虫体麻痹而被排出体外。

蛔虫病、蛲虫病首选阿苯达唑、甲苯咪唑，次选噻嘧啶；钩虫病首选三苯双脒，次选阿苯达唑、甲苯咪唑；绦虫病首选吡喹酮，次选阿苯达唑、甲苯咪唑。

（2）典型不良反应

咪唑类抗肠蠕虫药：常见头晕、失眠、口干，少见恶心呕吐、腹痛腹泻，偶见焦虑、幻觉、妄想、过敏、粒细胞减少等。

噻嘧啶：不良反应较轻且短暂，偶见过敏反应、瞳孔缩小、腹泻、头痛等。

（3）禁忌证

1）妊娠期、哺乳期妇女禁用。

2）过敏者禁用。

3）咪唑类抗肠蠕虫药 2 岁以下儿童禁用，噻嘧啶 1 岁以下幼儿禁用。

4）严重肝肾功能不全者禁用。

5）阿苯达唑活动性溃疡者禁用。

（4）药物相互作用

甲苯达唑与甲硝唑不宜合用。

2. 用药照护

（1）注意用药安全

服药后观察照护对象用药反应，如果治疗脑囊虫病时出现头痛、发热、肌肉酸痛、癫痫发作等不良反应，要及时与医生联系采取相应措施，如降颅压、抗癫痫等。若剂量较大、疗程较长者出现肝功能异常，可停药恢复。

（2）观察用药疗效

注意检查照护对象粪便是否有虫体或虫卵排出，如未治愈，可服药 3 周后重复 2 个疗程。

（3）指导日常健康生活

协助照护对象注意个人及饮食卫生，控制传染源。

3. 主要药品

（1）甲苯咪唑

用于蛔虫病、蛲虫病、鞭虫病、钩虫病、绦虫病等。口服。

（2）阿苯达唑

用于蛔虫、蛲虫、鞭虫、钩虫、囊虫、包虫、旋毛虫等感染。口服。

（3）噻嘧啶

用于蛔虫、蛲虫、钩虫感染。口服。

三、抗阿米巴原虫病药和抗滴虫病药

阿米巴原虫病是指溶组织内由阿米巴原虫引起的传染性寄生虫病，常见阿米巴痢疾、阿米巴肠炎、阿米巴肝脓肿等。滴虫病主要指寄生在生殖系统及泌尿系统的滴虫引起的感染性疾病，如滴虫性阴道炎、尿道炎、前列腺炎等。抗阿米巴原虫病药和抗滴虫病药常见的有甲硝唑、替硝唑、硫酸巴龙霉素等。

1. 药理作用与临床评价

（1）作用特点

甲硝唑、替硝唑对阿米巴原虫和滴虫有直接杀灭作用，生物利用度高，体内分布广，血药浓度达峰值快，长期用药不诱发二重感染。替硝唑较甲硝唑半衰期和维持时间更长。

硫酸巴龙霉素为氨基糖苷类抗生素，有广谱作用及抗阿米巴作用。

（2）典型不良反应

硝基咪唑类药：不良反应少而轻，常见恶心和口腔金属味，偶见呕吐、腹痛腹泻、眩晕、头痛、肢体麻木、共济失调或白细胞暂时减少、双硫仑样反应等。

硫酸巴龙霉素：偶见头晕、恶心、厌食、腹泻等，大剂量可能造成肾及听神经损害、抑制呼吸。

（3）禁忌证

孕妇、妊娠期妇女禁用，过敏者禁用。硫酸巴龙霉素肾功能不全及耳重听者禁用。

（4）药物相互作用

硝基咪唑类药能抑制华法林和其他口服抗凝血药的代谢，苯妥英钠、苯巴比妥可加强本类药代谢，西咪替丁可抑制本类药代谢及排泄。甲硝唑可引起急性乙醇中毒。

2. 用药照护

（1）临床用药选择

原有肝脏疾病者，要减少甲硝唑使用剂量。

（2）注意用药安全

密切观察照护对象用药后是否出现过敏反应，并准备好急救措施。服用硝基咪唑类药如果出现中枢神经系统症状，要及时停药，服药期间禁止饮用酒精类饮品及使用含丙二醇的药物。

使用硫酸巴龙霉素宜定期进行尿常规、肾功能和听力检查。

3. 主要药品

（1）甲硝唑

用于肠道和肠外阿米巴原虫病、阴道滴虫病及厌氧菌感染。口服或外用。

（2）替硝唑

用于肠道和肠外阿米巴原虫病、阴道滴虫病及各种厌氧菌感染、败血症、骨髓炎、盆腔感染等。口服。

（3）硫酸巴龙霉素

主要用于肠道阿米巴原虫病，对肠外阿米巴原虫病无效。口服。

思考与练习

1. 简述抗疟药的用药照护要点。
2. 简述抗肠蠕虫主要药品的适应证和用法。
3. 简述抗阿米巴原虫病药和抗滴虫病药的作用特点和典型不良反应。

模块三

呼吸系统药物

呼吸系统疾病是常见病、多发病，主要病变在气管、支气管、肺部及胸腔，病变轻者多咳嗽、呼吸受影响，重者呼吸困难、缺氧，甚至因呼吸衰竭而致死。本模块介绍的呼吸系统药物主要包括镇咳药、祛痰药和平喘药。

课题一
镇 咳 药

能力目标

- 能知晓镇咳药的药理作用与临床评价。
- 能实施镇咳药的用药照护。
- 能协助照护对象合理应用镇咳药的主要药品。

轻度咳嗽有利于排痰，一般无须使用镇咳药；如果痰液较多，单用镇咳药会使痰液滞留在气道，有害无益。只有在无痰或少痰而咳嗽频繁、剧烈时，才使用镇咳药。本课题主要对常用的中枢性和外周性镇咳药进行介绍。

一、药理作用与临床评价

镇咳药可抑制咳嗽反射弧中的任何一个环节而发挥镇咳作用，按作用机制不同主要分为中枢性镇咳药和外周性镇咳药两大类，具体见表 3-1-1。

表 3-1-1 镇咳药的分类

类别	作用机理	代表药品
中枢性镇咳药	直接抑制延髓咳嗽中枢而发挥镇咳作用	喷托维林、右美沙芬、地美索酯、福尔可定、可待因、二氧丙嗪
外周性镇咳药	通过抑制咳嗽反射弧中的感受器、传入神经、传出神经或效应器中任何一个环节而发挥镇咳作用	苯丙哌林、普诺地嗪、咳嗽糖浆

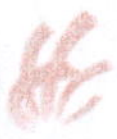

1. 作用特点

（1）喷托维林

喷托维林兼有中枢性和末梢性镇咳作用，其镇咳作用的强度约为可待因的 1/3，但无成瘾性，一次用药作用可持续 4 ~ 6 h。

（2）右美沙芬

右美沙芬为中枢性镇咳药，其镇咳作用与可待因相等或稍强，一般治疗剂量不抑制呼吸，长期服用无成瘾性和耐受性。

（3）苯丙哌林

苯丙哌林为非麻醉性镇咳药，并具有罂粟碱样平滑肌解痉作用，其镇咳疗效优于磷酸可待因，且有祛痰作用。

2. 典型不良反应

（1）中枢性镇咳药

常见幻想，少见惊厥、震颤、耳鸣或不能自控的肌肉运动、流涕、寒战、睡眠障碍、嗜睡、多汗、疲乏、无力、情绪激动或原因不明的发热。长期应用产生依赖性，常用量所引起的依赖性倾向较其他吗啡类药弱。呼吸系统常见呼吸微弱、呼吸缓慢或不规则，少见打喷嚏、打哈欠，偶见胸闷。

（2）外周性镇咳药

偶见口干、口渴、胃部烧灼感、困倦、疲乏、无力、头晕、嗜睡等。苯丙哌林口服后可出现一过性口腔或咽喉部麻木感。

3. 禁忌证

（1）妊娠期妇女禁用。

（2）昏迷、呼吸困难、有精神病史者禁用。

（3）使用镇咳药后可能出现嗜睡，故应避免从事高空作业、汽车驾驶等操作。

（4）痰多难以咳出者应慎用本类药品。

（5）镇咳药可增加呼吸抑制的风险，因此应避免用于哮喘者。

4. 药物相互作用

右美沙芬、可待因与阿片受体拮抗剂合用，可出现戒断综合征。

二、用药照护

1. 临床用药选择

照护过程中，应依据咳嗽的性质、表现和类型遵医嘱选择用药。对刺激性干咳或阵咳症状为主的照护对象，应选用苯丙哌林或喷托维林；对频繁、剧烈、无痰干咳及刺激性咳嗽的照护对象，可考虑应用可待因，可待因尤其适用于胸膜炎伴胸痛的咳嗽者；对白日咳嗽为主的照护对象，可考虑应用苯丙哌林；对夜间咳嗽为主的照护对象，可考虑应用右美沙芬；对剧咳为主的照护对象，首选苯丙哌林；对咳嗽较弱的照护对象，可考虑应用喷托维林。

2. 联合用药指导

对伴有痰液者，可联合应用镇咳药与祛痰药。对呼吸道伴有大量痰液并阻塞呼吸道，引起气急、窒息者，可及时应用司坦类黏液调节剂如羧甲司坦或祛痰剂如氨溴索。对支气管痉挛者，可选择外周性镇咳药，如复方甘草合剂（片）、甘草流浸膏、甘草糖浆、咳嗽糖浆。

3. 注意用药安全

哺乳期妇女服用可待因时，照护者应遵医嘱选用最低剂量为其缓解疼痛或咳嗽，并告知其如何辨别母子体内吗啡含量过高的征兆。如果哺乳期妇女正在服用可待因并出现极度困倦或照护婴儿有困难，或受乳婴儿一次睡眠较常规延长，并有呼吸困难、疲倦等症状，照护者应立即与医生联系。

三、主要药品

1. 喷托维林

用于急、慢性支气管炎，对小儿疗效优于成人。多为口服片剂。

2. 右美沙芬

用于感冒、咽喉炎及其他上呼吸道感染时的干咳。多为口服溶液。

3. 苯丙哌林

用于刺激性干咳及其他原因如急性鼻咽炎（感冒）、急慢性支气管炎、肺结核、上呼吸道炎症（咽炎、鼻炎）等引起的咳嗽。多为口服片剂。

思考与练习

1. 简述镇咳药的作用特点。
2. 简述镇咳药的用药照护要点。
3. 简述苯丙哌林的适应证。

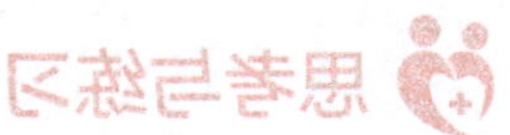

课题二　祛痰药

能力目标

- 能知晓祛痰药的药理作用与临床评价。
- 能实施祛痰药的用药照护。
- 能协助照护对象合理应用祛痰药的主要药品。

痰是呼吸道炎症的产物，可刺激呼吸道黏膜引起咳嗽，并可加重感染。祛痰药能改变痰中黏性成分，降低痰的黏滞度，使痰易于咳出。本课题主要对祛痰药中常用的黏液溶解剂和黏液调节剂进行介绍。

一、药理作用与临床评价

祛痰药通过稀释痰液，或降低痰液黏稠度，或加速呼吸道黏膜纤毛运动，使痰液容易咳出。祛痰药可分为五类，具体见表 3-2-1。

表 3-2-1　祛痰药的分类

类别	代表药品
多糖纤维素分解剂	溴己新、氨溴索
黏痰溶解剂	乙酰半胱氨酸
黏痰调节剂	羧甲司坦、厄多司坦
含有分解 DNA 的酶类	糜蛋白酶、脱氧核糖核酸酶
表面活性剂	愈创甘油醚

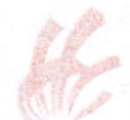

1. 作用特点

（1）溴己新

溴己新直接作用于支气管腺体，可降低黏液的黏稠度，还能使痰液变稀，易于咳出，具有较强的黏痰溶解作用，口服吸收迅速、完全，1 h 血药浓度达到峰值，并在肝脏中广泛代谢，作用持续 6 ~ 8 h。

（2）氨溴索

氨溴索为黏液溶解剂，能降低痰液黏度，使痰液易于咳出。

（3）乙酰半胱氨酸

乙酰半胱氨酸为黏液溶解剂，具有较强的黏痰溶解作用，不仅能溶解白色黏痰，也能溶解脓性痰。对于一般祛痰药无效者，使用本品仍可有效。

（4）羧甲司坦

羧甲司坦为黏液调节剂，能使痰液的黏滞性降低，有利于痰液排出；口服起效快，服后 4 h 即可见明显疗效，广泛分布至肺组织中。

2. 典型不良反应

（1）黏液溶解剂（溴己新、氨溴索、乙酰半胱氨酸）

偶见支气管痉挛、遗尿、直立性低血压、心动过速、心悸、颅内高压、异常心电图。

（2）黏液调节剂（羧甲司坦）

偶见上腹部隐痛、腹泻、胃肠出血、口干、轻度轻微头痛、头晕。

3. 禁忌证

（1）有消化道溃疡史者慎用。

（2）孕妇、哺乳期妇女慎用。

（3）对本品过敏者禁用，过敏体质者慎用。

（4）严重肝肾功能不全者慎用。

4. 药物相互作用

本类药品应避免与可待因、复方桔梗片、右美沙芬等中枢强效镇咳药合用，以防止稀释的痰液可能堵塞气管。溴己新与四环素、阿莫西林合用，可增加其疗效。氨溴索与抗生素（阿莫西林、头孢呋辛、红霉素、强力霉素）同时服用，可导致抗生素在肺组织浓度升高。乙酰半胱氨酸能减弱青霉素、头孢菌素、四环素类药的抗菌活性，故不宜与这些抗菌药合用，必须使用时可间隔 4 h 或交替用药。

二、用药照护

1. 注意与镇咳药的联合应用

（1）对痰液较多的湿咳，应以祛痰为主，不宜单纯使用镇咳药，应先用或同时使用祛痰剂。

（2）对痰液特别多的湿性咳嗽如肺脓肿，应慎重用药。

（3）使用司坦类黏液调节剂后，暂缓使用强效镇咳剂。

（4）祛痰药如果使用 7 日后未见好转，应及时就医。祛痰药使用 4 周治疗后若无效，应停止用药。

2. 注意与平喘药的联合应用

对于支气管哮喘的咳嗽，宜适当合并应用平喘药，缓解支气管痉挛，再辅助应用止咳药和祛痰药。

三、主要药品

1. 溴己新

主要用于慢性支气管炎、哮喘等引起的黏痰不易咳出者。口服或气雾吸入。

2. 氨溴索

用于痰液黏稠不易咳出者。多为口服溶液。

3. 乙酰半胱氨酸

用于浓稠痰黏液过多的呼吸系统疾病，如急性支气管炎、慢性支气管炎急性发作、支气管扩张症。口服或喷雾吸入。

4. 羧甲司坦

用于慢性支气管炎、慢性阻塞性肺疾病（COPD）及支气管哮喘等疾病引起的痰液稠厚、咳痰或呼吸困难以及痰阻气管所致的肺通气功能不全等，也用于术后的咳痰困难和肺炎并发症，还用于小儿非化脓性中耳炎，有预防耳聋效果。多为口服制剂。

思考与练习

1. 简述祛痰药的作用特点。
2. 简述祛痰药的用药照护要点。
3. 简述羧甲司坦的适应证。

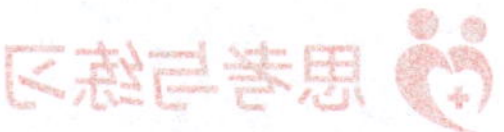

课题三 平 喘 药

能力目标

- 能知晓平喘药的药理作用与临床评价。
- 能实施平喘药的用药照护。
- 能协助照护对象合理应用平喘药的主要药品。

哮喘是一种世界范围的常见病、多发病，危害性极大，严重地威胁广大人民的健康。本课题对肾上腺素受体激动剂、磷酸二酯酶抑制剂、M 胆碱受体激动剂、白三烯受体拮抗剂和糖皮质激素五类常见平喘药进行介绍。

一、肾上腺素受体激动剂平喘药

1. 药理作用与临床评价

（1）作用特点

1）沙丁胺醇：作用时间长，对心脏的兴奋作用很小。

2）特布他林：对心脏的作用仅为异丙肾上腺素的 1/100。本品还可兴奋子宫肌层的 β_2 受体，抑制子宫自发性收缩或缩宫素引起的子宫收缩。

（2）典型不良反应

1）长期、单一应用 β_2 受体激动剂表现出耐药性。

2）常见不良反应有震颤（尤其手震颤）、神经紧张、头痛、肌肉痉挛和心悸。

3）使用高剂量 β_2 受体激动剂易出现严重的低钾血症。

（3）禁忌证

对其他肾上腺素受体激动剂过敏者禁用，妊娠期妇女慎用。

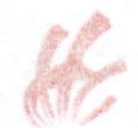

（4）药物相互作用

1）与茶碱类药合用，可增强对支气管平滑肌的松弛作用，明显加重心悸等不良反应。

2）与β受体阻断药（普萘洛尔等）合用，易引起支气管哮喘。

2. 用药照护

（1）规范应用吸入用药

1）$β_2$受体激动剂首选吸入用药。

2）吸入途径对大多数儿童有效，即使小于 18 个月的婴幼儿也有效。

3）在运动前即刻吸入短效$β_2$受体激动剂，可减少运动所诱发的哮喘。

4）糖尿病患者使用$β_2$受体激动剂期间需要加强血糖监测。

（2）定量吸入器使用步骤

1）摇动吸入器并打开瓶盖。

2）缩唇慢慢地呼气。

3）如果应用“闭口”法，直立握住吸入器，将其口端放入嘴中，注意不要用牙齿和舌头挡住吸入器口；如果应用“开口”法，张大嘴，在离嘴唇 1 ~ 2 cm 的地方直立握住吸入器，注意对准嘴部。

4）当开始慢慢深吸气时，按压吸入器。

5）继续以口慢慢深吸气，吸气时间尽量超过 5 s。

6）屏气 10 s，如果觉得屏气 10 s 不舒服，至少屏气超过 4 s。

7）慢慢呼气。

8）应用下一喷前至少间隔 30 ~ 60 s。

3. 主要药品

（1）沙丁胺醇

用于缓解支气管哮喘或喘息性支气管炎伴有支气管痉挛的病症。照护过程中控制哮喘发作时宜选取气雾吸入剂，对吸气与吸药同步进行有困难者可借助储雾器。

（2）特布他林

用于缓解支气管哮喘、慢性支气管炎、肺气肿和其他伴有支气管痉挛的肺部疾病。照护过程中控制哮喘发作时宜喷雾吸入。

二、磷酸二酯酶抑制剂平喘药

1. 药理作用与临床评价

（1）作用特点

1）茶碱：使平滑肌张力降低，呼吸道扩张。

2）氨茶碱：①松弛支气管、肠道、胆道等多种平滑肌，对支气管黏膜的充血、水肿也有缓解作用；②增加心排出量，增加肾小球滤过率和肾血流量，抑制远端肾小管重吸收钠和氯离子；③增加离体骨骼肌的收缩力，在慢性阻塞性肺疾病情况下改善肌收缩力。

（2）典型不良反应

1）口服该类药可致胃灼热、恶心、胃部不适、呕吐、心律失常、食欲缺乏、腹胀，长期服用可致头痛、烦躁、易激动。

2）茶碱局部刺激性大，肌注可引起局部疼痛、红肿，治疗量可致失眠或不安。

3）氨茶碱中毒时表现为心律失常、心率增快、肌肉颤动或癫痫。由于胃肠道受刺激，可见血性呕吐物或柏油样便。

（3）禁忌证

1）消化性溃疡及未治愈的癫痫者禁用茶碱。

2）急性心肌梗死伴有血压显著降低者禁用氨茶碱。

（4）药物相互作用

1）与非选择性 β 受体阻断药（普萘洛尔等）合用，可导致血药浓度升高。

2）硫酸镁可拮抗茶碱，引起室性心律失常。

3）与糖皮质激素合用，适用于中、重度哮喘的长期控制，尤其适用于预防夜间哮喘发作和夜间咳嗽。

2. 用药照护

（1）掌握平喘药适宜的服用时间

茶碱类药白天吸收快，夜晚吸收慢，应采取日间低夜间高的用药方式，以临睡前服用为好。氨茶碱的治疗量与中毒量很接近，早晨 7 点服用效果最好，毒性最低，所以宜晨服。

（2）注意不同用药途径的差异

口服用药吸收较快，适宜在空腹时（餐后 2 h 至餐前 1 h）服用，进餐时或餐后吸收慢，但可减少对胃肠道的刺激。灌肠吸收迅速，但可引起局部刺激，多次用药可体内蓄积，尤其是儿童和老年人。茶碱缓释、控释制剂平喘作用可维持 12 ~ 24 h，适用于控制夜间哮喘。

3. 主要药品

（1）茶碱

用于缓解成人和 3 岁以上儿童支气管哮喘的发作，哮喘急性发作后的维持治疗，也用于缓解阻塞性肺疾病伴有的支气管痉挛的症状。常用口服固体制剂，晚间服用。

（2）氨茶碱

用于缓解支气管哮喘、喘息性支气管炎、慢性阻塞性肺疾病，也用于缓解急性心功能不全和心源性哮喘。常用口服片剂。

三、M 胆碱受体激动剂平喘药

1. 药理作用与临床评价

（1）作用特点

1）异丙托溴铵：强效抗胆碱药，松弛支气管平滑肌作用较强，对呼吸道腺体和心血管系统的作用较弱。

2）噻托溴铵：长效抗胆碱药，抑制气管收缩。

（2）典型不良反应

1）易出现过敏反应，包括皮疹、荨麻疹和血管性水肿。

2）长期用药后会出现口腔干燥与苦味。

3）吸入刺激会导致支气管痉挛，还可出现视物模糊、青光眼。

（3）禁忌证

对阿托品及其衍生物过敏者禁用。

（4）药物相互作用

哮喘急性发作时，与 β_2 受体激动剂有协同作用。

2. 用药照护

注意监护抗胆碱药的不良反应，如口干、便秘、瞳孔散大、视物模糊、眼睑炎、眼压升高、排尿困难、心悸等。

3. 主要药品

（1）异丙托溴铵

用于慢性阻塞性肺疾病相关的支气管痉挛的维持治疗，包括慢性支气管炎、肺气肿哮喘等。溶液或气雾剂。

（2）噻托溴铵

用于慢性阻塞性肺疾病的维持治疗，包括慢性支气管炎、肺气肿，伴随性呼吸困难的维持治疗，及急性发作的预防。宜吸入用药。

四、白三烯受体拮抗剂平喘药

1. 药理作用与临床评价

（1）作用特点

孟鲁司特：半胱氨酰白三烯是强效的炎症介质。在哮喘中，白三烯介导的效应包括一系列的气道反应，如支气管收缩、黏液分泌、血管通透性增加及嗜酸性粒细胞聚集。孟鲁司特能有效地抑制半胱氨酰白三烯和半胱氨酰白三烯受体结合所产生的生理效应而无任何受体激动活性。

（2）典型不良反应

常见嗜酸性粒细胞增多、血管炎性皮疹、心肺系统异常或末梢神经异常、腹痛、头痛、过敏反应（荨麻疹、血管性水肿等）、肢体水肿、肝脏转氨酶升高、高胆红素血症。

（3）禁忌证

本类药可在乳汁中分泌，哺乳期妇女不宜使用。

（4）药物相互作用

白三烯受体拮抗剂可抑制肝药酶 CYP1A2 活性，使茶碱血浆浓度升高。

2. 用药照护

本品起效缓慢，一般连续应用 4 周后才见疗效，作用较弱，急性哮喘发作不宜应用，仅适用于轻、中度哮喘和稳定期的控制。本品具有一定的蓄积性。

3. 主要药品

孟鲁司特：用于 15 岁及 15 岁以上患者哮喘的预防和长期治疗；预防白天和夜间的哮喘症状；对阿司匹林敏感的哮喘有效；可预防运动诱发的支气管哮喘；可减轻季节性过敏性鼻炎引起的症状；减少对糖皮质激素的依赖，并且对糖皮质激素已

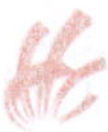

耐药者也有效。常用口服片剂，应在睡前服用。患过敏性鼻炎者可根据自身的情况在需要时用药，同时患有哮喘和过敏性鼻炎者应每晚用药一次。

五、糖皮质激素平喘药

1. 药理作用与临床评价

（1）作用特点

1）倍氯米松：作用较强，具有抗炎、抗过敏及止痒等作用，能抑制支气管分泌渗出物，消除支气管黏膜肿胀，解除支气管痉挛。

2）布地奈德：具有高效局部抗炎作用，能抑制免疫反应和降低抗体合成，减轻平滑肌的收缩反应。

（2）典型不良反应

1）常见口腔及咽喉部的念珠菌感染（鹅口疮）、声音嘶哑、咽喉部不适。

2）长期、大剂量用药可出现皮肤瘀斑、骨密度降低、肾上腺功能抑制。

3）儿童长疗程用药易出现生长发育迟缓与活动过度、易激怒的倾向。

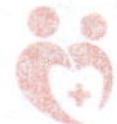

（3）禁忌证

禁用于哮喘急性发作期，哺乳期妇女避免使用或用药期间暂停哺乳。

（4）药物相互作用

1）与非甾体抗炎药合用，可使消化道出血和溃疡的发生率增高。

2）与排钾利尿剂合用，可致血钾过度流失。

3）与长效 β_2 受体激动剂、茶碱缓释或控释制剂、白三烯受体拮抗剂合用，可减少吸入性糖皮质激素的剂量，减轻糖皮质激素的不良反应。

2. 用药照护

（1）预防吸入性糖皮质激素的不良反应

1）骨质疏松症可加服钙剂和维生素 D。

2）咳嗽时预先应用 β_2 受体激动剂可能会缓解。

（2）规范应用吸入性糖皮质激素

喷后应立即用氯化钠溶液漱口，以降低进入体内的药剂量，减少口腔真菌继发感染的机会。

（3）急性哮喘发作时不宜选用

1）吸入性糖皮质激素起效缓慢，且须连续、规律地应用 2 日以上方能充分发挥作用，气雾剂和干粉吸入剂通常需要连续、规律地吸入 1 周后方能生效。

2）哮喘急性发作时，首先使用快速、短效的支气管扩张剂、全身性糖皮质激素和抗组胺药；急性症状控制后，改用吸入性糖皮质激素维持治疗。

3. 主要药品

（1）倍氯米松

只用于慢性支气管哮喘，急性发作时应使用较大剂量的水溶性皮质激素或使用支气管扩张剂和抗组胺类药，待症状控制后再改用本品气雾剂治疗。气雾剂也用于预防和治疗常年性及季节性的过敏性鼻炎和血管舒缩性鼻炎。气雾吸入或鼻腔喷雾。

（2）布地奈德

用于糖皮质激素依赖性或非依赖性的支气管哮喘和慢性喘息性支气管炎。气雾剂或干粉吸入。

思考与练习

1. 简述肾上腺素受体激动剂平喘药的用药照护要点。
2. 简述氨茶碱的作用特点。
3. 简述 M 胆碱受体激动剂平喘药主要药品的适应证和用法。
4. 简述白三烯受体拮抗剂平喘药的典型不良反应。

模块四

消化系统药物

消化系统疾病包括胃、肠、肝、胆等脏器的疾病，属于常见病、多发病。作用于消化系统的药物是一类用于治疗胃肠疾病、调节胃肠功能的临床常用药，主要有抗消化性溃疡药、消化功能调节药、肝胆疾病辅助药等。

课题一 抗消化性溃疡药

能力目标

- 能知晓抗消化性溃疡药的药理作用与临床评价。
- 能实施抗消化性溃疡药的用药照护。
- 能协助照护对象合理应用抗消化性溃疡药的主要药品。

消化性溃疡是指发生在胃、十二指肠的溃疡，其发病与消化道黏膜的局部损伤和保护机制之间的平衡失调有关，主要治疗手段以减少胃酸、提高胃内 pH 值和增强胃黏膜的保护作用为主。

一、抗酸药

抗酸药又称胃酸中和药，为弱碱性物质。理想的抗酸药应该作用迅速、持久，不吸收、不产气，不引起腹泻或便秘，对黏膜有保护作用。单一药物很难达到这一要求，故常用复方制剂。

1. 药理作用与临床评价

口服抗酸药后能中和胃酸，以此解除胃酸对胃、十二指肠黏膜的侵蚀及对溃疡面的刺激。临床主要用于治疗消化性溃疡和反流性食道炎。

（1）作用特点

1）直接中和胃酸，迅速缓解反酸、胃灼伤、胃痛等症状。

2）作用时间短，每日服用次数多。

（2）典型不良反应

1）服用大量含镁的抗酸药可导致高镁血症，出现循环虚脱、呼吸麻痹等症状；

同时因镁在肠道难以吸收，可引起腹泻。

2）铝、钙剂可致便秘，与剂量相关；长期大剂量服用可造成严重便秘，甚至形成粪结块引起肠梗阻，并可影响肠道对磷酸盐的吸收。

3）服用含碳酸盐的抗酸药，会释放二氧化碳，可出现呃逆、腹胀和嗳气，引起反跳性胃酸分泌增加。

（3）禁忌证

1）含镁剂禁用于高镁血症者。

2）含钙剂禁用于高钙血症、高钙尿症、肾结石或有肾结石病史者。

3）正在服用强心苷药物时禁用复方碳酸钙。

4）阑尾炎患者、急腹症患者、早产儿和婴幼儿禁用氢氧化铝。

（4）药物相互作用

1）氢氧化铝与西咪替丁或雷尼替丁合用，会使后者吸收减少，虽可缓解溃疡症状，但不提倡两者在 1 h 内同服。

2）铝、镁剂与阿奇霉素、喹诺酮类药、异烟肼、吩噻嗪类药、地高辛、头孢泊肟酯、四环素类药、H_2 受体阻断药、左甲状腺素钠的口服制剂合用，可使后者吸收减少，因此不提倡合用。如确需合用，服药时间应间隔 2 h 以上。

3）含铝、钙或镁的抗酸药在足量的情况下，会导致水杨酸盐类药的肾清除率增加、疗效下降，合用时需监测水杨酸盐类药的治疗效果，酌情调整剂量。

4）碳酸钙与氧化镁联合应用，可减少嗳气、便秘等不良反应；与噻嗪类利尿剂合用，会发生高钙血症。

2. 用药照护

（1）注意最佳服药时间

抗酸剂发挥抗酸作用是在胃内容物将近排空或完全排空后，因此最佳服药时间是胃不适症状出现或将要出现时，如两餐之间和入睡前。

（2）注意抗酸剂片剂的用法

抗酸剂片剂宜嚼碎服用，而不是吞服。

（3）注意用药次数

照护者在协助照护对象用药时，可让其增加日服药次数，一日 4 次或更多，最多可间隔 1 h 给予 1 次。

(4) 注意规避用药禁忌证

1) 肾衰竭者不宜长期使用氢氧化铝制剂，以防引起骨软化、痴呆及贫血。

2) 阑尾炎等急腹症患者服用氢氧化铝制剂会使病情加重，增加阑尾穿孔的危险。

3. 主要药品

(1) 复方碳酸钙

用于因胃酸分泌过多引起的胃痛、胃灼热感、反酸。含服或嚼碎服。

(2) 氢氧化铝

用于胃酸过多、胃及十二指肠溃疡、胃食管反流病。口服，凝胶剂和片剂餐前 1 h 服用，复方氢氧化铝片餐前 30 min 或胃痛发作时嚼碎后服用。

二、抑制胃酸分泌药

胃壁细胞上存在三种受体，即 H_2、胃泌素和 M_1 受体，当这些受体激动时，产生一系列生化过程，最终形成胃酸。因此，上述受体阻断药及质子泵抑制剂均可抑制胃酸分泌，有利于溃疡的愈合。

1. 药理作用与临床评价

H_2 受体阻断药、质子泵抑制剂（PPI）是临床上最常用的抑制胃酸分泌药，也是目前治疗消化性溃疡的首选药，特别是质子泵抑制剂的临床应用，给消化系统疾病治疗带来标志性的改变。

(1) 作用特点

1) H_2 受体阻断药：疗程短，溃疡愈合率较高，不良反应较少，但突然停用 H_2 受体阻断药会导致胃酸分泌反跳性增加。

2) 质子泵抑制剂：具有弱碱性，表现出较高的选择性、专一性、不可逆性和持久性。目前，在临床上使用的质子泵抑制剂包括奥美拉唑、兰索拉唑、泮托拉唑等。

(2) 典型不良反应

1) H_2 受体阻断药：常见头晕、嗜睡，少见定向力障碍、意识混乱。长期用药可引起胃内细菌繁殖，诱发感染。突然停药可能引起慢性消化性溃疡、胃穿孔，这是由胃酸分泌反跳性增加引起的。

2) 质子泵抑制剂：长期或大剂量使用质子泵抑制剂可引起患者尤其是老年患者骨折，潜在性胃内细菌过度生长和低胃酸所致的维生素 B_{12} 等营养物质吸收障碍。连续使用 3 个月以上还可导致低镁血症。

（3）禁忌证

1）H_2 受体阻断药：①本类药可透过胎盘屏障，并由乳汁分泌，妊娠期及哺乳期妇女禁用；②急性胰腺炎患者禁用西咪替丁；③8 岁以下儿童、苯丙酮尿症患者、急性间歇性血卟啉病患者禁用雷尼替丁。

2）质子泵抑制剂：严重肾功能不全者、妊娠期及哺乳期妇女、婴幼儿禁用。

（4）药物相互作用

1）H_2 受体阻断药：西咪替丁对肝药酶有较强的抑制作用，可抑制华法林、茶碱、苯妥英钠、卡马西平、普萘洛尔、维拉帕米、地西泮等的肝内代谢，有可能增加合并药物的副作用。雷尼替丁、法莫替丁、尼扎替丁、罗莎替丁与肝药酶的亲和力较小，不抑制肝药酶，不影响茶碱、苯妥英钠、华法林、地西泮等药物的代谢。H_2 受体阻断药与硫糖铝合用，硫糖铝的疗效会降低，故宜避免合用。抗酸剂与 H_2 受体阻断药合用，后者的吸收会减少，因此一般不提倡合用；如确需合用，两类药服药时间要间隔 1 h 以上。

2）质子泵抑制剂：质子泵抑制剂与苯妥英、双香豆素等合并应用时，应考虑药物间相互作用的不良后果。奥美拉唑、兰索拉唑对氯吡格雷的抑制作用最明显，对泮托拉唑的影响较弱或不明显。

2. 用药照护

（1）H_2 受体阻断药

1）注意监测安全性。H_2 受体阻断药的耐药发生很快，且经常发生。照护者在协助照护对象用药时，应告知其因停药引起的夜间基础胃酸反跳一般在停药 9 日后消失。如果照护对象出现精神症状，要立即停药。

2）注意服药人群。儿童一般不推荐使用 H_2 受体阻断药；老年人大剂量应用时有可能出现精神紊乱、语言含糊，因此高龄患者要慎用。因 H_2 受体阻断药可能引起幻觉、定向力障碍，所以当照护对象为司机、高空作业者、精密仪器操作者时，要提醒其慎用，或提示其在服用后休息 6 h 再从事工作。

（2）质子泵抑制剂

1）注意用药时间和方法：服药时应整片（粒）吞服，不得咀嚼和压碎，并至少在餐前 1 h 服用；质子泵抑制剂和抗酸剂联合应用时，两者应至少间隔 30 min。

2）注意照护对象发生骨折和低镁血症：老年人使用质子泵抑制剂会使骨折风险升高，可考虑低剂量、短疗程的治疗方式；连续使用质子泵抑制剂 3 个月以上会有低镁血症的风险，照护者要注意照护对象的症状，提醒其在治疗过程中要定期进行血镁检查。

3. 主要药品

（1）H_2受体阻断药

1）西咪替丁：用于胃及十二指肠溃疡、反流性食管炎、应激性溃疡及卓－艾氏综合征。

2）雷尼替丁：用于胃及十二指肠溃疡、应激性溃疡及卓－艾氏综合征。治疗十二指肠溃疡疗程 4 周，治疗良性胃溃疡疗程 6 ~ 8 周。

（2）质子泵抑制剂

1）奥美拉唑：用于胃及十二指肠溃疡、胃食管反流病、卓－艾氏综合征、消化性溃疡急性出血、急性胃黏膜出血。清晨顿服。十二指肠溃疡疗程 2 ~ 4 周，胃溃疡疗程 4 ~ 8 周。

2）兰索拉唑：用于胃及十二指肠溃疡、吻合口溃疡、卓－艾氏综合征。口服。胃溃疡及吻合口溃疡疗程 8 周。

三、增强胃黏膜屏障功能药

胃黏膜屏障包括细胞屏障和黏液碳酸氢盐屏障。当胃黏膜屏障功能受损时，可导致溃疡的发生。

1. 药理作用与临床评价

增强胃黏膜屏障功能药可防治胃黏膜损伤，促进组织修复和溃疡愈合，包括前列腺素类药如米索前列醇、碱式铝盐类药如硫糖铝、铋剂如枸橼酸铋钾等。

（1）作用特点

1）增强胃黏膜屏障功能药可与受损黏膜部位结合形成薄膜，覆盖在黏膜表面，使之不再受到各种有害物质的侵袭，从而起到隔离作用。

2）增强胃黏膜屏障功能药还可促使消化道黏膜细胞分泌黏液等保护性物质，有促进黏膜修复的作用。

（2）典型不良反应

1）前列腺素类药主要不良反应有腹泻或稀便。

2）长期用碱式铝盐类药可致便秘。

3）服用铋剂期间口中带有氨味，并可使舌、大便变黑。

（3）禁忌证

1）妊娠期妇女、前列腺素类药过敏者禁用前列腺素类药。

2）严重肾功能不全者、妊娠期妇女禁用铋剂。

（4）药物相互作用

1）硫糖铝及铋剂在酸性环境中起作用，不宜与碱性药物合用。

2）为防止铋中毒，含铋剂不宜联合使用。

3）替普瑞酮对盐酸、阿司匹林、酒精等引起的消化性溃疡具有细胞保护作用，与 H_2 受体阻断药合用可促进溃疡的愈合。

2. 用药照护

照护者在协助照护对象用药时，要注意本类药的用药时间与配伍。

（1）与抑酸剂联合应用，时间宜间隔 1 h；避免与酸性药或含鞣酸药同服。

（2）硫糖铝宜餐前 0.5 ~ 1 h 服用，不宜与牛奶、抗酸剂同服，连续用药不超过 8 周。

（3）果胶铋宜餐前 0.5 ~ 1 h 服用，服用后粪便颜色可能变黑，此为正常现象，停药后 1 ~ 2 日内粪便颜色可转为正常。

3. 主要药品

（1）硫糖铝

用于胃及十二指肠溃疡。餐前 1 h 及临睡前将药片置少许温水中，摇匀后服用。

（2）枸橼酸铋钾

用于急慢性胃炎、胃及十二指肠溃疡。口服。

思考与练习

1. 简述抗酸药的用药照护要点。
2. 简述抑制胃酸分泌药的作用特点。
3. 简述抑制胃酸分泌药的用药照护要点。

课题二
消化功能调节药

能力目标

- 能知晓消化功能调节药的药理作用与临床评价。
- 能实施消化功能调节药的用药照护。
- 能协助照护对象合理应用消化功能调节药的主要药品。

消化功能异常的患者常出现食欲不振、恶心呕吐、腹部胀痛、腹泻或便秘等症状。针对不同症状，可选用不同的消化功能调节药对消化功能异常进行调节。

一、助消化药

助消化药多为消化液中的有效成分或促进消化液分泌的药物。常见的助消化药有乳酶生、乳酸菌素、胰酶、胃蛋白酶等。

1. 药理作用与临床评价

助消化药能促进食物消化，用于消化道分泌机能减弱及消化不良。有些药物还能阻止肠道内容物的过度发酵，也有助于治疗消化不良。

（1）作用特点

1）乳酶生是乳酸杆菌的活性制剂，可分解糖类产生乳酸，提高肠内容物的酸性，抑制肠内腐败菌繁殖，减少发酵和产气。

2）乳酸菌素可在肠道形成保护层，阻止病原菌、病毒的侵袭；刺激肠道分泌抗体，提高肠道免疫力；选择性杀死肠道致病菌，促进有益菌生长；调节肠黏膜电解质、水分平衡；促进胃液分泌，增强消化功能。

3）胰酶是多种酶的混合物，在肠液中可消化淀粉、蛋白质和脂肪。

（2）典型不良反应

助消化药较安全，不良反应较少。

（3）禁忌证

急性胰腺炎早期患者、对蛋白制剂过敏者禁用胰酶。

（4）药物相互作用

1）乳酶生不能与抗菌药合用，否则抗菌药会使其灭活；也不能与活性炭、鞣酸蛋白和次碳酸铋等收敛吸附剂合用，否则可被吸附而降低药效。

2）H_2 受体阻断药能防止胰酶失活，增强口服胰酶的疗效，合用时需减少胰酶的剂量。

3）胰酶在酸性环境中活性减弱，因此忌与酸性药物同服。

4）胰酶与等量碳酸氢钠同服可增强疗效。

2. 用药照护

（1）注意服药方法

助消化类药含有消化酶或活性菌类，送服水温超过 40 ℃会使其变性失活，降低药效。因此，送服助消化类药最好用凉开水。同时，此类药要放在冷处或阴凉处保存。

（2）注意用药时间

如果在服用助消化药的同时服用抗菌药或吸附剂，则应注意两者间隔 2 ～ 3 h。

（3）注意胰酶的合理应用

服用胰酶时不可嚼碎，以免药粉残留在口腔内，导致严重的口腔溃疡。

3. 主要药品

（1）乳酶生

用于消化不良、肠内过度发酵、肠炎、腹泻等。餐前口服。

（2）乳酸菌素

用于肠内异常发酵、消化不良、肠炎和儿童腹泻。餐前嚼服。

（3）胰酶

用于消化酶减少引起的消化不良。需整片吞服，不可嚼服。

二、胃肠解痉药

胃肠解痉药又称抑制胃肠动力药，主要为 M 受体拮抗药。

1. 药理作用与临床评价

胃肠解痉药通过解除胃肠痉挛，松弛胃肠平滑肌，缓解疼痛，抑制多种腺体，从而达到止痛的目的。临床常用的胃肠解痉药有颠茄、阿托品、山莨菪碱等。

（1）作用特点

1）颠茄作为一种抗胆碱药，作用于平滑肌，可有效抑制腺体分泌，缓解胃肠道痉挛性疼痛。

2）阿托品具有松弛内脏平滑肌的作用，对膀胱逼尿肌、胆管、输尿管、支气管都有解痉作用，但对子宫平滑肌的影响较小。阿托品对心脏、肠和支气管平滑肌的作用比其他颠茄生物碱更强、更持久。

3）山莨菪碱的作用与阿托品相似或稍弱，可解除平滑肌痉挛、血管痉挛，改善微循环，同时有镇痛作用，但扩瞳和抑制腺体分泌作用较弱，且极少引起中枢兴奋症状。

（2）典型不良反应

常见便秘、皮肤潮红、出汗减少、口鼻咽喉干燥、视物模糊、排尿困难、胃肠动力减退、胃食管反流，少见眼压升高、过敏性皮疹、疱疹、接触性药物性睑结膜炎。

（3）禁忌证

青光眼、前列腺增大、高热、重症肌无力、肠梗阻和严重心功能不全者禁用。

（4）药物相互作用

1）与金刚烷胺、吩噻嗪类药、其他抗胆碱药、扑米酮、普鲁卡因胺、三环类抗抑郁药配伍使用，M- 胆碱受体阻断药毒副反应可加剧。

2）与甲氧氯普胺、多潘立酮并用时，可拮抗后者促进胃肠运动作用。

3）阿托品会加重胺碘酮所致的心动过缓，普萘洛尔可拮抗阿托品所致的心动过速。

2. 用药照护

（1）注意服药人群

1）莨菪烷类生物碱可抑制腺体分泌，在夏季用药时会使体温升高，因此老年人在夏天尤要慎用；哺乳期妇女服用后可导致乳汁分泌减少，故不宜使用。

2）妊娠期妇女静脉注射阿托品可使胎儿心动过速，需慎用；婴幼儿对莨菪烷类生物碱的毒性较敏感，一般宜慎用。

（2）注意用药时间

解痉药有抑制胃肠动力、降低促胃肠动力药作用的可能，因此两者合用时要有适宜的时间间隔。

3. 主要药品

（1）颠茄

用于胃及十二指肠溃疡，胃肠道、肾、胆绞痛等。口服。

（2）阿托品

用于各种内脏绞痛，如胃肠绞痛及膀胱刺激症状，对胆绞痛、肾绞痛的疗效较差；用于迷走神经过度兴奋所致的窦房传导阻滞、房室阻滞等缓慢性心律失常；解救有机磷酸酯类中毒；抗休克。口服，皮下、肌肉或静脉注射。

（3）山莨菪碱

用于解除平滑肌痉挛、胃肠绞痛、胆痛痉挛及有机磷中毒等。口服。

三、促胃肠动力药

促胃肠动力药是一类能增强并协调胃肠节律性运动的药物，临床常用的有甲氧氯普胺、多潘立酮、莫沙必利等。

1. 药理作用与临床评价

促胃肠动力药可以增强胃肠道收缩，促进和刺激胃肠排空，同时抑制胃酸的分泌，改善功能性消化不良等症状。

（1）作用特点

1）甲氧氯普胺：有止吐作用，也可抑制泌乳素抑制因子，兴奋泌乳素的分泌。

2）多潘立酮：可抑制恶心、呕吐，并有效防止胆汁反流。

3）莫沙必利：可改善功能性消化不良者的胃肠道症状，但不影响胃酸分泌。莫沙必利克服了西沙必利对心脏的不良反应，不会导致心电图 QT 间期延长和室性心律失常。

（2）典型不良反应

大部分促胃肠动力药可致锥体外系反应、尖端扭转型心律失常、心电图 QT 间期延长、泌乳、乳房肿痛、月经失调。老年人、儿童长期使用促胃肠动力药更易出现锥体外系反应。

（3）禁忌证

妊娠期妇女及胃肠道出血、机械性梗阻或穿孔、嗜铬细胞瘤、乳腺癌、分泌泌乳素的垂体肿瘤、胃肠道出血、胃肠道穿孔者禁用促胃肠动力药。

莫沙必利禁用于胃肠道出血、阻塞或穿孔以及其他刺激胃肠道可能引起危险的疾病，妊娠期和哺乳期妇女应避免使用。

（4）药物相互作用

1）甲氧氯普胺与西咪替丁、地高辛同用，会使后两种药的胃肠道吸收减少，间隔 2 h 服用可以减少这种影响。

2）多潘立酮禁止与 QT 间期延长的药物合用。

2. 用药照护

大剂量或长期服用甲氧氯普胺易引起锥体外系反应，因此用药照护期间要密切关注照护对象锥体外系反应。无论是成人还是儿童，用药剂量应每日不超过 0.5 mg/kg。

3. 主要药品

（1）甲氧氯普胺

用于各种病因所致的恶心、呕吐、嗳气、消化不良、胃部胀满、胃酸过多等症状的对症治疗，也用于反流性食管炎、胆汁反流性胃炎、功能性胃滞留、胃下垂等。口服，餐前 30 min 服用。

（2）多潘立酮

用于因胃排空延缓、胃食管反流、食管炎引起的消化不良，功能性、器质性、感染性疾病，以及放、化疗引起的恶心和呕吐。口服，餐前 15 ~ 30 min 服用。

（3）莫沙必利

用于功能性消化不良、胃食管反流病、糖尿病胃轻瘫者及胃大部切除术后者的胃功能障碍。口服，餐前服用。

四、泻药

泻药是刺激肠蠕动、增加肠内容物、软化粪便、润滑肠道、促进排便的药物。

1. 药理作用与临床评价

泻药可分为容积性泻药、渗透性泻药、刺激性泻药和润滑性泻药，临床主要用于治疗功能性便秘。

（1）作用特点

1）容积性泻药如硫酸镁，口服后不被肠壁吸收，可引起肠容积增大而刺激肠壁，导致肠蠕动加快，引起泻下。

2）渗透性泻药如乳果糖，口服后肠道很少吸收，增加肠容积而促进肠道推进性蠕动，产生泻下作用。

3）刺激性泻药如酚酞，与肠黏膜接触，改变肠黏膜的通透性，使肠腔水分增加、蠕动增强，引起泻下。

4）润滑性泻药如甘油，通过润滑肠壁、软化粪便而发挥泻下作用。

（2）典型不良反应

长期、连续用泻药会影响电解质平衡，如低钾血症。过度使用刺激性泻药会引起腹泻。

（3）禁忌证

1）急腹症、肠道失血、妊娠期及经期妇女禁用硫酸镁。

2）不明原因的腹痛、阑尾炎、胃肠道梗阻、乳酸血症、尿毒症和糖尿病酸中毒者禁用乳果糖。

3）充血性心力衰竭、高血压、粪块阻塞者及婴儿和哺乳期妇女禁用酚酞。

4）糖尿病患者，颅内活动性出血者，头痛、呕吐者，完全无尿者，严重脱水者，急性肺水肿或即将发生急性肺水肿者，严重心力衰竭者禁用甘油。

（4）药物相互作用

1）硫酸镁用于导泻时与其他药物产生不良相互作用的现象较少。

2）乳果糖与抗酸剂合用，会降低疗效。

3）酚酞与碳酸氢钠等碱性药物合用，可引起尿液变色。

2. 用药照护

（1）泻药不宜长期使用

口服泻药后，便秘情况一旦缓解就应停用。要避免习惯性服用泻药，且泻药连续使用不宜超过 7 天。

（2）注意泻药的选用

泻药的作用途径不一，适应证也有所不同，照护过程中要根据照护对象的症状选用泻药。

1）对于刺激性泻药，肠梗阻者要禁用，长期慢性便秘者不宜长期大量使用，结肠低张力所致便秘者宜睡前服用。

2）结肠痉挛所致的便秘，可用膨胀性或润滑性泻药。

3. 主要药品

（1）硫酸镁

用于导泻、肠道清洗、十二指肠引流及治疗胆绞痛。口服，用水 100 ~ 400 mL 溶解后顿服。

（2）乳果糖

用于治疗慢性功能性便秘，治疗高血氨症及由血氨升高引起的疾病。口服。

（3）酚酞

用于治疗便秘，也可在结肠镜检查或 X 线检查时用作肠道清洁剂。口服，一般于睡前顿服。

（4）甘油

用于治疗便秘。直肠塞入栓剂。

五、止泻药

止泻药是治疗腹泻的对症治疗药，主要通过减少肠蠕动或保护肠道免受刺激而达到止泻效果，适用于剧烈腹泻或长期慢性腹泻，以防止机体过度脱水、水盐代谢失调、消化或营养障碍。

1. 药理作用与临床评价

止泻药可分为吸附药和收敛药、抗动力药等。

（1）作用特点

1）吸附药和收敛药：如双八面体蒙脱石等，具有加强、修复消化道黏膜屏障，固定、消除多种病原体和毒素的作用。

2）抗动力药：如洛哌丁胺、地芬诺酯等，主要通过提高胃肠张力、抑制肠道运动、制止推进性收缩而起止泻作用。其中洛哌丁胺的止泻作用较地芬诺酯更快速、强效而持久。

（2）典型不良反应

1）吸附药和收敛药：少数人可能产生轻度便秘。

2）抗动力药：常见厌食、体温升高、红斑、瘙痒、头痛、心悸。

（3）禁忌证

洛哌丁胺、地芬诺酯禁用于 2 岁以下婴幼儿、肠梗阻者、应用广谱抗菌药物引起的假膜性肠炎者、细菌性小肠结肠炎者。

（4）药物相互作用

1）双八面体蒙脱石与诺氟沙星合用，可提高对致病性细菌感染的疗效。双八面体蒙脱石可减轻红霉素的胃肠道反应，提高红霉素的疗效。

2）地芬诺酯可以增强巴比妥类、阿片类和其他中枢神经抑制药的作用，不宜合用。地芬诺酯可减慢肠蠕动，影响其他药物的吸收。

2. 用药照护

（1）联合用药选择

因抗动力药无抗感染作用，因此伴有感染的腹泻应联合应用有效的抗菌药物。腹泻常可导致钾离子过量丢失，在针对病因治疗的同时还应及时补充水分和电解质（可口服补液盐）。

（2）注意服药方法

在服用双八面体蒙脱石时，需加入足量水充分稀释，并混匀后快速服完；不能直接倒入口中用水冲服，或用水调成糊、丸状服用，以免造成该药在消化道黏膜上分布不均，影响疗效。注意，急性腹泻服用该药 1 天后、慢性腹泻服用该药 2 ~ 3 天后症状未改善者应立即就医。

3. 主要药品

（1）双八面体蒙脱石

用于急、慢性腹泻，胃食管反流病，食道炎，胃炎及结肠炎。口服，急性腹泻者首次剂量加倍。

（2）洛哌丁胺

用于控制急、慢性腹泻的症状；用于回肠造瘘术者，可减少排便量和次数，增加大便稠硬度。口服，成人最大剂量一日不超过 16 mg。

（3）地芬诺酯

用于急、慢性功能性腹泻，慢性肠炎。口服，腹泻得到控制时即可减少剂量。

六、微生态制剂

微生态制剂也称活菌制剂，是指运用微生态学原理，通过调整微生态失调，保持微生态平衡，提高宿主的健康水平，利用对宿主有益的正常微生物生长所制成的制剂。

1. 药理作用与临床评价

微生态制剂所含细菌为健康人肠道正常菌群，口服后直接寄生于肠道，成为肠道内正常的生理性细菌。其主要用于肠道菌群失调引起的腹泻，或由寒冷和各种刺激所致的刺激性腹泻，对由细菌或病毒引起的感染性腹泻早期应用无效。在应用抗感染药后期，可辅助给予微生态制剂，以帮助恢复菌群的平衡。

（1）作用特点

微生态制剂可抑制肠内有害菌，维持人体微生态平衡，维持正常肠蠕动，缓解便秘。

1）双歧杆菌可与肠道黏膜上皮细胞特异性结合，形成生物膜屏障，阻止致病菌的入侵与定植。

2）双歧杆菌可合成维生素 B、叶酸等多种维生素，促进人体对蛋白质的消化、吸收，具有营养作用。

（2）典型不良反应

微生态制剂多数为细菌或蛋白质类，不良反应有过敏反应和继发感染，偶见大便干燥、腹胀。

（3）禁忌证

过敏者禁用。

（4）药物相互作用

1）抗酸剂与双歧杆菌三联活菌合用可减弱其疗效，应错时分开服用。

2）抗菌药、铋剂、鞣酸等能抑制、吸附或杀灭活菌，故不能合用。

2. 用药照护

（1）注意服用方法

地衣芽孢杆菌活菌制剂需用低于 40 ℃的温开水送服，不耐胃酸的双歧杆菌三联活菌制剂建议饭后服用，肠溶制剂应整片或整粒吞服，不可嚼碎。

（2）注意微生态制剂的储存与保管

微生态制剂中的活菌数量与其疗效密切相关，因此在储存期间应尽量保持其活菌数量。如双歧杆菌三联活菌制剂应置于 2 ～ 8 ℃的环境中保存，同时应注意其有效期。

3. 主要药品

（1）双歧杆菌三联活菌制剂

用于治疗因肠道菌群失调引起的轻中型急性腹泻、慢性腹泻、便秘、消化不良及腹胀。口服。

（2）地衣芽孢杆菌活菌制剂

用于细菌或真菌感染引起的急、慢性肠炎，腹泻，其他原因引起的胃肠道菌群失调的防治。口服，首次剂量加倍。

思考与练习

1. 简述助消化药的用药照护要点。
2. 简述胃肠解痉药与促胃肠动力药的作用特点。
3. 简述泻药与止泻药的用药照护要点。
4. 简述微生态制剂的作用特点。

课题三
肝胆疾病辅助药

能力目标

- 能知晓肝胆疾病辅助药的药理作用与临床评价。
- 能实施肝胆疾病辅助药的用药照护。
- 能协助照护对象合理应用肝胆疾病辅助药的主要药品。

肝胆疾病的治疗包括致病因子的去除，肝结构、功能的改善和修复，各种病理生理状态的纠正和改善，缓解临床症状等。但目前多数药物对肝胆疾病的治疗仅起到辅助作用。

一、药理作用与临床评价

治疗肝病，一方面是保护和滋养肝细胞，以恢复肝细胞的活力和功能；另一方面是减少结缔组织的增生，防止肝硬化的发生。

1. 作用特点

（1）必需磷脂类药

必需磷脂类药能促进肝细胞膜再生。代表药品为多烯磷脂酰胆碱。

（2）促进代谢类药与维生素

促进代谢类药与维生素可促进物质代谢和能量代谢，保持代谢所需各种酶的活性。代表药品为门冬氨酸钾镁、各种氨基酸制剂、各种水溶性维生素。

（3）解毒类药

解毒类药可保护细胞中巯基的蛋白质和酶。代表药品为还原型谷胱甘肽和葡醛内酯。

（4）抗炎类药

抗炎类药对多种化学毒物所致的肝脏损伤有防治作用。代表药品为复方甘草酸苷和甘草酸二铵。

（5）降酶药

降酶药对血清丙氨酸氨基转移酶升高有明显的降低作用，并具有降酶速度快、降幅大的特点。代表药品为联苯双酯。

（6）利胆药

利胆药可增加胆汁分泌，抑制肝脏胆固醇合成，减少肝脏脂肪，促进胆石溶解和胆汁排出。代表药品为熊去氧胆酸。

2. 典型不良反应

（1）甘草制剂可引起低钾血症。

（2）服用熊去氧胆酸常见腹泻。

3. 禁忌证

（1）严重低钾血症、高钠血症、高血压、心力衰竭或肾衰竭者禁用甘草酸二铵。

（2）醛固酮增多症、肌病、低钾血症、血氨升高倾向的末期肝硬化者禁用复方甘草酸苷。

（3）妊娠期及哺乳期妇女，严重肝功能不全者，胆道完全梗阻者，急性胆囊炎、胆管炎者，胆结石钙化者，出现胆管痉挛或胆绞痛时禁用熊去氧胆酸。

4. 药物相互作用

（1）还原型谷胱甘肽不得与维生素 B_{12}、甲萘醌、泛酸钙、抗组胺药、磺胺药及四环素等混合使用。

（2）甘草酸二铵与依他尼酸、呋塞米、三氯甲噻嗪等利尿剂并用时会出现低钾血症。

（3）口服避孕药可增加胆汁饱和度，服用熊去氧胆酸治疗时应采取其他节育措施，以免影响疗效。

二、用药照护

1. 注意血钾水平

甘草制剂可引起低血钾症，门冬氨酸钾镁则可引起高血钾症，因此要注意监测血钾水平。

2. 胆酸疗法的用药时间及饮食

（1）胆石溶解视结石大小及组成而定，一般需 3 个月至 2 年，因此最好间隔 6 个月进行胆囊造影或超声检查 1 次。不能因未见胆石而停止治疗，除非 1 年内连续 3 次胆囊造影未见结石。

（2）为增加胆酸治疗效果，需低胆固醇饮食。

三、主要药品

1. 多烯磷脂酰胆碱

用于辅助改善中毒性肝损伤及脂肪肝和肝炎者的食欲减退、右上腹压迫感。静脉注射，不可与其他任何注射液混合注射。

2. 还原型谷胱甘肽

用于肝、肾损伤。口服，疗程 12 周。

3. 葡醛内酯

用于急、慢性肝炎的辅助治疗。口服。

4. 复方甘草酸苷

用于治疗慢性肝病，改善肝功能异常。口服。

5. 甘草酸二铵

用于伴有丙氨酸氨基转氨酶升高的急、慢性病毒性肝炎的治疗。口服。

6. 熊去氧胆酸

用于胆固醇型胆结石及胆汁缺乏性脂肪泻，预防药物性结石形成及治疗脂肪痢。口服，早、晚进餐时分 2 次给予。

思考与练习

1. 简述肝胆疾病辅助药的作用特点。
2. 简述肝胆疾病辅助药的用药照护要点。

模块五

循环系统药物

根据我国流行病学调查，近 50 年来，无论在农村还是城市，心脑血管疾病的发病率和病死率均呈上升趋势。我国因心脑血管疾病死亡的人数占总死亡人数的百分比已接近 50%。因此，学习和掌握循环系统药物的基本知识具有非常重要的意义。循环系统药物可分为抗心力衰竭药、抗心律失常药、抗心绞痛药、抗高血压药和调节血脂药与抗动脉粥样硬化药。

课题一 抗心力衰竭药

能力目标

- ◆ 能知晓抗心力衰竭药的药理作用与临床评价。
- ◆ 能实施抗心力衰竭药的用药照护。
- ◆ 能协助照护对象合理应用抗心力衰竭药的主要药品。

心力衰竭又称心功能不全，是指由于各种原因造成心肌损害而导致心功能不全的一种综合征，主要症状为呼吸困难、运动耐量下降，伴或不伴有肺、体循环淤血。目前推荐使用的主要药物有血管紧张素转换酶抑制剂、β受体阻断药、醛固酮受体拮抗剂螺内酯、血管紧张素Ⅱ受体阻滞剂、利尿剂和强心苷类药。本课题重点介绍强心苷类正性肌力药和非强心苷类正性肌力药。

一、强心苷类正性肌力药

1. 药理作用与临床评价

（1）作用特点

强心苷类正性肌力药发挥正性肌力作用。该类药也可使中枢神经下达的交感兴奋减弱，还可使肾脏分泌肾素减少。

（2）典型不良反应

不良反应主要见于大剂量应用时，常出现在血清地高辛浓度＞ 2 ng/mL 时。主要表现为心律失常，最多见室性早搏、室性心动过速。

（3）禁忌证

1）预激综合征伴心房颤动或扑动者禁用。

2）伴窦房传导阻滞、二度或三度房室传导阻滞又无起搏器保护者禁用。

3）肥厚型梗阻性心肌病、单纯的重度二尖瓣狭窄伴窦性心律者禁用。

4）室性心动过速、心室颤动者禁用。

（4）药物相互作用

1）胺碘酮、普罗帕酮、维拉帕米可导致血清地高辛浓度增加。

2）由于噻嗪类药和袢利尿剂可引起低钾血症和低镁血症，会增加地高辛中毒的危险，因此应监测并及时纠正电解质紊乱。

3）螺内酯与地高辛合用，可使后者的血药浓度增加。

2. 用药照护

（1）药物的选择和用药的依从性

1）用药前后及用药时应关注心电图、血压、心率及心功能等的变化。

2）临床试验已证实停用地高辛后可使症状恶化，因此如病因不能去除，又无地高辛中毒，原则上应长期使用地高辛。

3）更换药品厂商或更换剂型应谨慎。

4）严格审核剂量，该类药容易发生中毒，一般治疗量约为中毒量的 1/2，而最小中毒量又为最小致死量的 1/2。目前强心苷类正性肌力药的用药方法是逐日按照恒定量用药。

5）早产儿与未成熟儿对本类药敏感。

（2）关注中毒的易感因素

1）肾功能变化对于血浆地高辛浓度的影响巨大。

2）电解质紊乱尤其是低钾血症、低镁血症、高钙血症可加大地高辛中毒的危险，发生心律失常。

3）老年人心脏对强心苷类正性肌力药的正性肌力作用反应降低，对其毒性反应的敏感性增高，因此在服用时更易引起中毒。

4）甲状腺功能减退者基础代谢降低，地高辛易在体内蓄积。

（3）监测临床中毒的症状

1）胃肠道症状是地高辛中毒的信号，中毒后用药者会出现厌食、恶心、呕吐或腹痛等消化道症状。

2）各种心律失常都有发生的可能，但提示地高辛中毒特异性较高的是非阵发性结性心动过速、阵发性房性心动过速伴传导阻滞、双向性室性心动过速。

（4）辨证对待治疗药物浓度监测

1）强心苷类正性肌力药的选择与剂量调整应当以临床症状、体征改善为依据，不能仅凭治疗药物浓度监测判断。

2）血清地高辛浓度在中毒与非中毒时十分接近，故不能单凭药物浓度来判定是否中毒，应结合临床症状。

3）地高辛测定的血样应在最近一次用药后 6 h 或更长时间（最好 12 h）采取。

3. 主要药品

（1）地高辛

用于急性和慢性心力衰竭、阵发性室上性心动过速和心房颤动、心房扑动。口服。

（2）去乙酰毛花苷

用于急性心力衰竭、慢性心力衰竭急性加重，控制心房颤动、心房扑动引起的快心室率。静脉注射。

二、非强心苷类正性肌力药

非强心苷类正性肌力药常用的有两类：一类是 β 受体激动剂，如多巴胺、多巴酚丁胺等；另一类是磷酸二酯酶Ⅲ抑制剂，如米力农等。

1. 药理作用与临床评价

（1）作用特点

1）多巴胺和多巴酚丁胺需要持续静脉滴注，长期使用易发生耐药性。

2）多巴胺在不同的输液速率下有不同的药理作用。

3）正在使用 β 受体阻断药者，不推荐使用多巴胺和多巴酚丁胺。

4）静脉使用米力农时都要先注射负荷剂量，再给予静脉连续输注治疗。

（2）典型不良反应

1）β 受体激动剂：常见胸痛、呼吸困难、心悸、心律失常、心搏快而有力，偶有心动过缓、头痛、恶心、呕吐等。长期大剂量或小剂量用于周围血管病者，可出现手足疼痛或发冷，周围血管长期收缩可能导致局部组织坏死或坏疽。

2）磷酸二酯酶Ⅲ抑制剂：米力农的不良反应较少见，主要可致多种心律失常。

（3）禁忌证

1）多巴胺禁用于快速性心律失常者、环丙烷麻醉者、嗜铬细胞瘤者。多巴酚丁胺禁用于梗阻性肥厚型心肌病者。

2）米力农禁用于过敏者、严重低血压者、严重失代偿性循环血容量减少者、室上性心动过速和室壁瘤者、严重肾功能不全者、急性心肌梗死急性期者、严重阻塞性心瓣膜病者、梗阻性肥厚型心肌病者。

（4）药物相互作用

1）β 受体激动剂：与全麻药合用，室性心律失常发生的可能性增加；β 受体阻断药可拮抗本品对 β_1 受体的作用。

2）磷酸二酯酶Ⅲ抑制剂：与血管紧张素转换酶抑制剂、硝酸酯类药联用，对心力衰竭者有协同作用；与儿茶酚胺类强心药、硝苯地平合用，可增强疗效；可加强地高辛的正性肌力作用，故应用期间不必停用地高辛；与茶碱合用，米力农的正性肌力作用减弱。

2. 用药照护

（1）多巴胺的应用

1）多巴胺在静脉滴注前必须稀释，稀释液的浓度取决于剂量和个体对液体量的需求。

2）用于极危重休克者时，应改用去甲肾上腺素滴注治疗。

3）多巴胺宜选择中心静脉用药。

（2）磷酸二酯酶Ⅲ抑制剂的应用

1）米力农宜使用 0.9% 氯化钠注射液。

2）使用米力农引起的血小板减少可能与使用剂量有关，且无临床症状，因此用药期间应监测血小板计数。

3）肾功能不全者，米力农输液时需要减量。

3. 主要药品

（1）多巴胺

用于心肌梗死、创伤、内毒素败血症、心脏手术、肾衰竭、充血性心力衰竭等引起的休克综合征，也用于地高辛和利尿剂无效的心功能不全。静脉滴注，滴注前须稀释。

（2）多巴酚丁胺

用于器质性心脏病的心肌收缩力下降引起的心力衰竭。静脉滴注，滴注前须稀释。

（3）米力农

用于对地高辛、利尿剂、血管扩张剂治疗无效或欠佳的急、慢性顽固性充血性心力衰竭。静脉注射，最大剂量 1.13 mg/（kg · d）。

思考与练习

1. 简述抗心力衰竭药的作用特点。
2. 简述抗心力衰竭药的用药照护要点。
3. 简述多巴胺的适应证。

课题二 抗心律失常药

能力目标

- 能知晓抗心律失常药的药理作用与临床评价。
- 能实施抗心律失常药的用药照护。
- 能协助照护对象合理应用抗心律失常药的主要药品。

心脏搏动的频率或（和）节律的紊乱称为心律失常，心律失常分为缓慢性和快速性。缓慢性心律失常主要有窦性心动过缓、房室传导阻滞等，常用阿托品、异丙肾上腺素等药品治疗。快速性心律失常主要包括室上性和室性早搏及心动过速、心房颤动和心房扑动、心室颤动等，常用美西律、普罗帕酮等药品治疗。本课题介绍的抗心律失常药主要是治疗快速性心律失常的药物。

一、药理作用与临床评价

1. 作用特点

（1）Ⅰ类钠通道阻滞剂

1）I_A 类抗心律失常药：适度阻滞钠通道，延长复极过程，且以延长心肌细胞有效不应期更为显著。

2）I_B 类抗心律失常药：轻度阻滞钠通道，降低自律性，缩短动作电位时程，相对延长有效不应期。

3）I_C 类抗心律失常药：重度阻滞钠通道，降低自律性，抑制传导作用较强，对复极过程影响小。

（2）延长动作电位时程药

延长动作电位时程药又称钾通道阻滞剂，可延长有效不应期和动作电位时程，但对动作电位幅度和去极化速率影响小。

（3）钙通道阻滞剂

钙通道阻滞剂可降低心肌细胞自律性，延长有效不应期。

2. 典型不良反应

（1）缓慢性心律失常

所有抑制窦房结药均可导致窦性心动过缓，包括β受体阻断药、钙通道阻滞剂或强心苷类药，其中洋地黄类药最为常见。

（2）折返性心律失常加重

I_C 类抗心律失常药的风险最高，I_A 类抗心律失常药也非常常见；也可见于 I_B 类抗心律失常药及延长动作电位时程药，但相对较少；钙通道阻滞剂则极少见。

（3）尖端扭转型室性心动过速

以 I_A 类抗心律失常药普鲁卡因胺最为常见，地高辛中毒时也可发生。

（4）血流动力学阻碍

降低心脏收缩的抗心律失常药或血管舒张性药偶可引起心律失常。

（5）其他

常见眩晕、头痛、运动失调、语音不清、视物模糊、口腔金属异味等症状。少数会出现双手细震颤、眼球震颤、发音困难、低血压、狼疮样面部皮疹、光过敏等症状。

3. 禁忌证

（1）妊娠期及哺乳期妇女、婴幼儿禁用。

（2）甲状腺功能异常或有既往病史者禁用胺碘酮。

（3）对碘过敏者禁用胺碘酮。

（4）病态窦房结综合征和二度或三度房室传导阻滞者禁用胺碘酮、维拉帕米和地尔硫䓬。

（5）心房扑动、心房颤动伴显性预激综合征者禁用维拉帕米。

（6）严重左心室功能不全和低血压者禁用维拉帕米。

4. 药物相互作用

（1）美西律与其他抗心律失常药可能有协同作用，可用于顽固性心律失常，但

不宜与其他 I_B 类抗心律失常药合用。

（2）普罗帕酮与普萘洛尔、美托洛尔合用，可以显著增加后两者的血浆浓度和清除半衰期，而对普罗帕酮没有影响。

（3）胺碘酮与地尔硫䓬、维拉帕米合用，会发生心动过缓、房室传导阻滞。

（4）维拉帕米与其他高血压药合用，可加重低血压。

二、用药照护

1. 临床用药选择

首先要结合心律失常的类型进行治疗，对心室颤动等恶性心律失常应首先电击除颤，在此基础上根据心律失常的类型选择药物。

（1）室上性心律失常

1）室上性早搏或心动过速时，若无症状可不用抗心律失常药，若有症状可选用维拉帕米、普罗帕酮或强心苷类药治疗。

2）心房颤动或心房扑动时，符合复律指征者，在药物复律方面可选用胺碘酮、普罗帕酮治疗，预防复发可选用胺碘酮或普罗帕酮治疗。

3）慢性心房颤动控制心室率时，可选用强心苷类药和维拉帕米或地尔硫䓬治疗，同时加用抗凝药预防血栓形成。

4）预激综合征伴阵发性心房颤动时，可选用普罗帕酮、胺碘酮或普鲁卡因胺治疗，禁用强心苷类药和维拉帕米。

（2）室性心律失常

1）室性早搏发生于没有器质性心脏病也没有症状者，可不用抗心律失常药，若有症状可选用美西律、普罗帕酮。心率偏快、血压偏高者可选用维拉帕米或地尔硫䓬治疗。

2）伴心肌缺血或心肌梗死者，可选用普鲁卡因胺、普罗帕酮、美西律、胺碘酮等。

3）伴心功能不全者，可选用普罗帕酮、美西律、胺碘酮等。

2. 联合用药指导

治疗心律失常一般单独用药，联合用药容易产生严重的心脏毒性反应，建议不要轻易采用。

3. 注意用药安全

警惕药物的致心律失常作用。临床使用抗心律失常药一定要掌握指征，避免滥用。注意剂量个体化，定时检查心电图，必要时进行血药浓度监测。

三、主要药品

1. 普鲁卡因胺

用于危及生命的室性心律失常。口服或静脉注射。

2. 美西律

用于慢性室性心律失常。口服或静脉注射。

3. 普罗帕酮

用于阵发性室性心动过速及室上性心动过速（包括伴预激综合征者）、心房扑动或心房颤动的预防及各类早搏的治疗。口服或静脉注射。

4. 胺碘酮

用于房性心律失常、结性心律失常、室性心律失常、预激综合征最常伴发的心律失常，尤其适用于冠状动脉供血不足及心力衰竭。

口服或静脉滴注。口服适用于危及生命的阵发性室性心动过速及室颤的预防，也用于其他药物无效的阵发性室上性心动过速、阵发性心房扑动、心房颤动，包括合并预激综合征者及持续性心房颤动、心房扑动经电转复后的维持治疗，还用于持续性心房颤动、心房扑动时心室率的控制。

5. 维拉帕米

用于心绞痛、室上性心律失常、原发性高血压。注射液用于快速阵发性室上性心动过速的转复，心房扑动或心房颤动心室率的暂时控制。口服；稀释后缓慢静脉注射或静脉滴注，症状控制后改用片剂口服维持。

6. 地尔硫䓬

口服制剂用于冠状动脉痉挛引起的心绞痛、劳力性心绞痛、高血压、肥厚型心肌病。注射剂用于室上性心动过速、手术时异常高血压的急救处置、高血压急症和不稳定型心绞痛。

思考与练习

1. 简述抗心律失常药的作用特点。
2. 简述抗心律失常药的用药照护要点。
3. 简述胺碘酮的适应证。

课题三 抗心绞痛药

能力目标

- 能知晓抗心绞痛药的药理作用与临床评价。
- 能实施抗心绞痛药的用药照护。
- 能协助照护对象合理应用抗心绞痛药的主要药品。

心绞痛是指冠状动脉供血不足导致心肌暂时缺血、缺氧，引起发作性胸骨后或心前区疼痛、紧缩和压迫感的症状。心绞痛常见于冠状动脉粥样硬化性心脏病（简称冠心病）。用于缓解心肌缺血和减轻心绞痛症状的药物有硝酸酯类药、β受体阻断药和钙通道阻滞剂三类。三类药均可减少心绞痛发作频次，有效控制症状，但不能减少心肌梗死或死亡的发生。本课题主要介绍硝酸酯类药。

一、药理作用与临床评价

1. 作用特点

抗心绞痛药主要通过降低心肌耗氧、促进冠状动脉血流重新分布和增加心肌供氧三个方面的药理作用，恢复心肌供氧和耗氧的平衡而发挥治疗作用。

2. 典型不良反应

搏动性头痛、面部潮红或有烧灼感、血压下降、反射性心率加快、晕厥、血硝酸盐水平升高等，但是持续使用一段时间头痛可以减轻。偶见口唇轻度局部烧灼感或加重胃食管反流病。

3. 禁忌证

（1）对硝酸酯过敏者禁用。

（2）急性下壁伴右室心肌梗死者禁用。

（3）收缩压＜ 90 mmHg 的严重低血压者禁用。

（4）患肥厚型梗阻性心肌病者禁用。

（5）重度主动脉瓣和二尖瓣狭窄者禁用。

（6）心脏压塞或缩窄性心包炎者禁用。

（7）限制性心肌病者禁用。

（8）已使用 5 型磷酸二酯酶抑制剂（如西地那非等）者禁用。

（9）颅内压增高者禁用。

4. 药物相互作用

（1）与抗高血压药或扩张血管药合用，可使本类药的体位性降压作用增强。

（2）可增强三环类抗抑郁药的低血压和抗胆碱效应。

（3）与 5 型磷酸二酯酶抑制剂合用可引起严重的低血压，因此在用药期间禁止联合应用西地那非等 5 型磷酸二酯酶抑制剂。

（4）与拟交感神经药合用，可降低本类药的抗心绞痛效应。

二、用药照护

1. 合理使用各种剂型

硝酸甘油除常用的片剂供舌下含服外，还有气雾剂、舌下喷雾，作用更快；注射液做静脉滴注，起效快，且可维持血药浓度稳定；软膏剂定量涂擦于皮肤、透皮贴剂贴于皮肤（常选择手臂或胸腹部位），可通过皮肤吸收，且可避免肝脏首关效应，并可随时停用。短效、舌下用药起效迅速，作用时间短，用于心绞痛发作时缓解症状；而长效、口服等其他用药方式更多是为了预防心绞痛发作。

（1）使用本品敷贴剂时，将敷贴剂膜侧敷贴于皮肤，避开破损皮肤、毛发、瘢痕或易受刺激部位，使药物以恒速进入皮肤，作用持续 24 h，切勿修剪敷贴剂。外用与皮肤接触后可有轻微瘙痒和灼热感，皮肤轻微变红，一般在停药后数小时可自然消失。

（2）含服时尽量采取坐位，用药后由卧位或坐位突然变为站立位时必须谨慎，以防止发生直立性低血压。舌下含服如果无麻刺灼烧感或头胀感，表明药品已经失效；如果患者舌下黏膜干燥，部分会舌下含服无效，建议黏膜明显干燥者用水或盐水湿润黏膜后再行含服。

（3）使用喷雾剂前不宜摇动，使用时屏住呼吸，最好喷于舌下，每次间隔 30 s。

（4）不应突然停止用药，以避免反跳现象。

2. 防止耐药现象发生

硝酸酯耐药现象是困扰其临床使用的最主要问题。一旦发生耐药，不仅影响疗效，而且可能加剧内皮功能损害，对预后产生不利影响。任何剂型的硝酸酯使用不正确均可致耐药，如连续 24 h 静脉滴注硝酸甘油或不撤除透皮贴剂，未以非耐药方式口服几个剂量的硝酸异山梨酯或 5- 单硝酸异山梨酯等。因此，长期使用硝酸酯时必须采用非耐药方式预防或减少耐药现象的发生。

硝酸酯耐药现象具有依赖剂量和时间以及短时间内易于恢复等特点，克服耐药性常采用以下偏离心脏用药方式：

（1）小剂量、间断静脉滴注硝酸甘油及硝酸异山梨酯，每日保证 8 ~ 12 h 的无药期。

（2）硝酸酯类药舌下含服或喷雾、敷贴持续应用，须有一个 12 h 以上的间歇期，每日使用 12 h 硝酸甘油透皮贴剂后及时撤除。

（3）口服硝酸酯类药时，保证 8 ~ 12 h 的无硝酸酯浓度期或低硝酸酯浓度期。

（4）长期连续注射应采用低剂量维持疗效，静脉滴注用药连续超过 24 h 者应间隔一定时间给予。

（5）对硝酸酯类药耐药者提倡联合用药，在无硝酸酯覆盖的时段可加用 β 受体阻断药、钙通道阻滞剂等预防心绞痛和血管反跳效应。心绞痛一旦发作，可临时舌下含服硝酸甘油等予以终止。

三、主要药品

1. 硝酸甘油

用于防治心绞痛、充血性心力衰竭和心肌梗死及外科手术所诱导的低血压，控制高血压。

舌下含服：每 5 min 可重复含服 1 片，如果 15 min 内含服总量达 3 片后疼痛持续存在，应立即就医；可在活动前 5 ~ 10 min 预防性使用。控释口颊片剂：置于口颊犬齿龈上，勿置于舌下，咀嚼或吞服，避免睡前使用。气雾剂：舌下喷雾，效果不佳可在 10 min 内重复用药。注射液：5% 葡萄糖注射液或氯化钠注射液稀释，静脉滴注。贴片：贴于左前胸皮肤。

2. 硝酸异山梨酯

用于冠心病的长期治疗、心绞痛的预防及心肌梗死后持续心绞痛的治疗，与洋地黄、利尿剂联合可用于慢性心力衰竭和肺动脉高压。

缓解心绞痛，舌下用药。预防心绞痛，口服。外用乳膏，均匀涂于心前区，面积约 5 cm × 5 cm。还可服用缓释片，或采取静脉滴注，或喷雾吸入。

3. 单硝酸异山梨酯

用于冠心病的长期治疗、心绞痛的预防及心肌梗死后持续心绞痛的治疗，与洋地黄、利尿剂联合可治疗慢性心力衰竭。口服或静脉注射。

思考与练习

1. 简述抗心绞痛药的作用特点。
2. 简述抗心绞痛药的用药照护要点。
3. 简述硝酸甘油的适应证。

课题四
抗高血压药

能力目标

- 能知晓抗高血压药的药理作用与临床评价。
- 能实施抗高血压药的用药照护。
- 能协助照护对象合理应用抗高血压药的主要药品。

抗高血压药又称降压药，是一类能够降低外周血管阻力，使动脉血压下降，治疗高血压的药物。当前常用的降压药主要有钙通道阻滞剂、β 受体阻断药、血管紧张素转换酶抑制剂、血管紧张素Ⅱ受体阻滞剂和其他抗高血压药。

一、钙通道阻滞剂

1. 药理作用与临床评价

（1）作用特点

该类药可使血管平滑肌松弛、血管扩张、血压下降，并有靶器官保护作用。

（2）典型不良反应

常见心功能不全、低血压、面部潮红、头痛、下肢及踝部水肿、牙龈增生等。

（3）禁忌证

对钙通道阻滞剂过敏者、严重主动脉狭窄者、严重低血压者、心源性休克者、妊娠期及哺乳期妇女、窦房结功能减退和房室传导阻滞者禁用。

（4）药物相互作用

与 β 受体阻断药合用，可引起心动过缓和诱发心力衰竭，加重房室传导阻滞。硝苯地平能使地高辛血药浓度升高约 70%，增加中毒发生率。

2. 用药照护

平稳地控制血压是抗高血压治疗中的一个重要目标。收缩压和舒张压均较高或脉压差较大的老年人，应选用钙通道阻滞剂。钙通道阻滞剂突然停药可以发生心绞痛加重，渐减剂量可以避免。

3. 主要药品

硝苯地平：用于高血压、冠心病、心绞痛。口服，缓、控释制剂不可掰开或嚼服。

二、β 受体阻断药

1. 药理作用与临床评价

（1）作用特点

β 受体阻断药通过降低心排血量，抑制肾素－血管紧张素－醛固酮系统（RAAS），以及改善血压调节功能等来降低血压。β 受体阻断药作为一线降压药，单独使用或联合其他药使用均可使血压达标。

（2）典型不良反应

支气管痉挛、下肢间歇性跛行、雷诺综合征、掩盖低血糖反应等。

（3）禁忌证

支气管痉挛性哮喘、症状性低血压、心动过缓或二度以上房室传导阻滞者禁用。

（4）药物相互作用

酒精、苯妥英钠和吸烟均可诱导肝酶，降低脂溶性 β 受体阻断药的血浆浓度和半衰期；西咪替丁和肼苯哒嗪可提高普萘洛尔的生物利用度；维拉帕米、地尔硫䓬和各种抗心律失常药可抑制窦房结功能和房室传导，此时使用 β 受体阻断药应谨慎。

2. 用药照护

撤药综合征是指长期应用者突然停药可发生反跳现象，即原有症状加重或出现新的表现，表现为高血压、心律失常、心绞痛加重等。突然撤除 β 受体阻断药的危险很大，尤其对高危患者，突然撤药可能使慢性心力衰竭的病情恶化，并增加急性心肌梗死和猝死的危险。因此，如果需停用 β 受体阻断药，则应逐步撤药，整个撤药过程至少 2 周，每间隔 2 ～ 3 日剂量减半，停药前最后的剂量至少给 4 日。

3. 主要药品

普萘洛尔：用于高血压、心绞痛、室上性快速心律失常、室性心律失常、心肌梗死、肥厚型心肌病、嗜铬细胞瘤、偏头痛及非丛集性头痛。口服，用于高血压时可单独用药或与利尿剂合用。

三、血管紧张素转换酶抑制剂

1. 药理作用与临床评价

（1）作用特点

1）降压时不伴有反射性心率加快，对心排血量没有明显影响。

2）可防止或逆转高血压者的血管壁增厚、心肌肥大和心肌重构。

3）能增加肾血流量，保护肾脏。

4）能改善胰岛素抵抗而不引起电解质紊乱和脂质代谢改变。

5）久用不易产生耐受性。

（2）典型不良反应

常见长期干咳、胸痛、上呼吸道症状、血肌酐和尿素氮及尿蛋白高、血管神经性水肿、味觉障碍（有金属味）等。

（3）禁忌证

妊娠期妇女、高钾血症者、双侧肾动脉狭窄者、有血管神经性水肿史者禁用。

（4）药物相互作用

非甾体抗炎药可减少血管紧张素转换酶抑制剂的血管扩张效应。留钾利尿剂、钾盐或含高钾的低盐替代品可加重高钾血症，故应避免联合使用。

2. 用药照护

（1）注意首剂低血压反应

对已接受多种或大剂量利尿剂（如呋塞米 80 mg/d），伴低钠血症、脱水、严重心力衰竭伴低血容量者，在首剂治疗时可能出现低血压反应。对周围血管病、无症状肾血管病、已知的肾血管病患者，首剂也可能引起低血压。

（2）注意监护肾毒性

应用血管紧张素转换酶抑制剂者可出现快速、大幅度的血压下降或急性肾衰竭，因此重度肾功能损害者使用时应引起高度关注。

（3）注意监护血管紧张素转换酶抑制剂所引起的干咳

血管紧张素转换酶抑制剂可引起非特异性气道超反应性、呼吸困难、支气管痉挛、持续性干咳、水肿等。其中咳嗽多发生于夜间且于夜间平卧时加重，尤其是妇女或非吸烟者。

3. 主要药品

（1）卡托普利

用于高血压、心力衰竭、高血压急症。口服。

（2）依那普利

用于原发性高血压、心力衰竭、肾性高血压。口服。

四、血管紧张素Ⅱ受体阻滞剂

1. 药理作用与临床评价

（1）作用特点

血管紧张素Ⅱ受体阻滞剂可降压，减轻左室心肌肥厚，保护肾和脑血管。

（2）典型不良反应

常见心悸、心动过速、妊娠毒性、水肿、类流感样综合征及血肌酐、尿素氮高、蛋白尿。

（3）禁忌证

对血管紧张素Ⅱ受体阻滞剂过敏者，双侧肾动脉狭窄、孕期高血压者禁用。血管紧张素Ⅱ受体阻滞剂的相对禁忌证包括严重肾衰竭、单侧肾脏且肾动脉狭窄、胆道阻塞性疾病、主动脉或二尖瓣狭窄、梗阻性肥厚型心肌病等。

（4）药物相互作用

与利尿剂合用，降压作用增强。与钾剂或留钾利尿剂（螺内酯、氨苯蝶啶、阿米洛利等）合用，可能引起血钾增高。非甾体抗炎药可以减弱血管紧张素Ⅱ受体阻滞剂的作用。

2. 用药照护

（1）对肾功能不全者、肾功能依赖于肾素－血管紧张素－醛固酮系统活性者及双侧肾动脉狭窄或只有单侧肾脏而肾动脉狭窄者，慎用血管紧张素Ⅱ受体阻滞剂。

（2）对于正在服用利尿剂的患者，应在开始应用血管紧张素Ⅱ受体阻滞剂治疗前调整剂量，以免出现血压骤降。

（3）用药期间应监测血钾水平和血肌酐水平。大剂量应用可引起高钾血症。

（4）肾功能减退一过性的加重有可能发生，但不必进行处理，很快会恢复。

3. 主要药品

（1）缬沙坦

用于轻、中度原发性高血压。口服。

（2）坎地沙坦

用于原发性高血压。口服。

五、其他抗高血压药

1. 药理作用与临床评价

（1）作用特点

利血平具有轻度降压作用，作用缓慢而持久，存在单独使用疗效不佳、停药后有反跳现象、不良反应显著等缺点。

甲基多巴的降压作用属于中等偏强，可单独使用，也可与利尿剂合用。甲基多巴特别适用于肾功能不良的高血压者，也是妊娠高血压的首选药。

（2）典型不良反应

利血平会引起镇静、嗜睡，大剂量可出现抑郁症。甲基多巴会引起口干、便秘、发热等。

（3）禁忌证

利血平禁用于妊娠期妇女、活动性胃溃疡者、溃疡性结肠炎者及抑郁症（尤其是有自杀倾向的抑郁症）者。

甲基多巴禁用于亚硫酸盐过敏者和活动性肝病者。

（4）药物相互作用

1）利血平：与利尿剂或其他降压药合用，可加强降压作用，应注意调整剂量；与中枢神经抑制剂合用，可加重中枢抑制作用；与β受体阻断药合用，可增强β受体阻断药作用，导致心动过缓。

2）甲基多巴：不宜与利血平合用；与左旋多巴合用，可使中枢神经毒性作用增强。本品可增强口服抗凝血药的抗凝作用。

2. 用药照护

监护部分抗高血压药引起的直立性低血压。年龄较高（特别是有收缩性低血压者）、糖尿病、血容量不足、血管压力感受器敏感性降低、中枢神经调节功能障碍及使用扩血管药物都会增加直立性低血压的发生风险。

3. 主要药品

（1）利血平

用于高血压和高血压危象。口服，最大剂量一次 0.5 mg。

（2）甲基多巴

用于高血压。口服，用药后产生耐药性、水肿、体重增加的患者可联合应用利尿剂，最大剂量一日不超过 3 g。

思考与练习

1. 简述抗高血压药的作用特点。
2. 简述抗高血压药的用药照护要点。
3. 简述硝苯地平的适应证。

课题五
调节血脂药与抗动脉粥样硬化药

能力目标

- 能知晓调节血脂药与抗动脉粥样硬化药的药理作用与临床评价。
- 能实施调节血脂药与抗动脉粥样硬化药的用药照护。
- 能协助照护对象合理应用调节血脂药与抗动脉粥样硬化药的主要药品。

血脂异常俗称高脂血症，是指血清中总胆固醇或低密度脂蛋白胆固醇、甘油三酯升高，或同时存在高密度脂蛋白胆固醇降低的疾病。血脂异常是动脉粥样硬化和心脑血管病发病的高危因素。调节血脂药的主要目的是提高高密度脂蛋白，降低胆固醇和甘油三酯，以缓减动脉粥样硬化进程或防止动脉粥样硬化形成。本课题主要介绍羟甲基戊二酰辅酶 A 还原酶抑制剂、贝丁酸类药、烟酸类药和胆固醇吸收抑制剂。

一、羟甲基戊二酰辅酶 A 还原酶抑制剂

羟甲基戊二酰辅酶 A 还原酶抑制剂简称他汀类药，可使血总胆固醇、低密度脂蛋白和载脂蛋白水平降低，对动脉粥样硬化和冠心病的防治有积极作用。

1. 药理作用与临床评价

（1）作用特点

1）他汀类药具有广泛的首关效应，生物利用度不高。他汀类药主要在肝脏代谢，70% 以上的代谢产物经胆道排泄，经尿液排泄的很少。

2）他汀类药主要作用于肝脏，有较弱的降低甘油三酯和升高高密度脂蛋白的作用，调脂作用与剂量相关。

（2）典型不良反应

肌痛、横纹肌溶解症、肝脏谷丙转氨酶及谷草转氨酶升高、胰腺炎等。

（3）禁忌证

胆汁淤积和活动性肝病者，无法解释的肝脏谷丙转氨酶及谷草转氨酶持续升高者，妊娠期妇女禁用。

（4）药物相互作用

1）洛伐他汀、辛伐他汀和阿托伐他汀可与肝药酶 CYP3A4 抑制剂发生相互作用，增加发生肌毒性的风险。

2）他汀类药与烟酸（> 1 g/d）、吉非贝齐或贝特类药合用，可使横纹肌溶解和急性肾衰竭的发生率增加。

3）他汀类药可使地高辛的血药浓度轻度升高。

2. 用药照护

（1）定期监测血脂和安全指标

他汀类药具有肝毒性和肌毒性，因此服用者应定期监测肝功能和肌磷酸激酶。长期服药者应 3 ~ 6 个月监测 1 次，调整药物剂量者应 1 ~ 2 个月监测 1 次。

（2）掌握适宜的服药时间

提倡晚间服用他汀类药，晚餐或晚餐后服药有助于提高疗效。

3. 主要药品

辛伐他汀：用于高脂血症、冠心病和脑卒中的防治。口服，一般晚间顿服。

二、贝丁酸类药

1. 药理作用与临床评价

（1）作用特点

贝丁酸类药的调节血脂作用有所侧重，平均可使甘油三酯降低 20% ~ 50%，而总胆固醇仅降低 6% ~ 15%，并有升高高密度脂蛋白的作用（升高幅度 10% ~ 20%）。其适应证为高甘油三酯血症或以甘油三酯升高为主的混合型高脂血症，对高甘油三酯和高密度脂蛋白胆固醇偏低者的疗效较其他患者更显著。

（2）典型不良反应

肌痛、肌病、胆石症、胆囊炎、肝脏谷丙转氨酶及谷草转氨酶升高、史蒂文斯约翰综合征、多形性红斑、大疱型表皮坏死松解症。

（3）禁忌证

严重肾功能不全者，肝功能不全、原发性胆汁性肝硬化或不明原因的肝功能持续异常者，胆石症及有胆囊疾病史者，妊娠期及哺乳期妇女禁用。

（4）药物相互作用

1）贝丁酸类药与香豆素类抗凝血药合用时，应减少口服抗凝血药的剂量，以后再按检验结果调整用量。

2）贝丁酸类药与免疫抑制剂（环孢素）或其他具有肾毒性的药物合用，有致肾功能不全的危险，应减量或停药。

3）与羟甲基戊二酸单酰辅酶 A 还原酶抑制剂或烟酸合用，可引起肌痛、横纹肌溶解症、血肌磷酸激酶增高等，故应慎用，严重时应停药。

2. 用药照护

（1）监测用药的安全性

1）使用贝丁酸类药前、后的 3 个月和 6 个月，应监测空腹血脂水平。

2）贝丁酸类药可使肝脏谷丙转氨酶及谷草转氨酶升高，故应定期监测这两项指标。

（2）掌握对高甘油三酯血症的药物治疗原则

1）甘油三酯在 1.70 mmol/L 以下为合适范围，超过此值时照护者应指导照护对象积极改善生活方式。

2）需要联合应用他汀类药与贝丁酸类药进行治疗时，应首选非诺贝特。

3. 主要药品

非诺贝特：用于高胆固醇血症（Ⅱa 型）、内源性高甘油三酯血症。口服，用餐时服。微粒化胶囊剂不可嚼服，缓释胶囊剂不可掰开或嚼服。

三、烟酸类药

1. 药理作用与临床评价

（1）作用特点

烟酸是水溶性维生素，属于 B 族维生素之一，具有降脂、抗动脉粥样硬化及预防冠心病的作用。

（2）典型不良反应

常见面部潮红、面部浮肿、外周水肿等。

（3）禁忌证

对烟酸过敏者，严重的或原因未明的肝功能损害、活动性消化性溃疡、动脉出血者，儿童患者，妊娠期及哺乳期妇女禁用。

（4）药物相互作用

1）与抗高血压药合用，可引起直立性低血压。

2）与他汀类药合用，具有潜在引起横纹肌溶解的危险，故联合应用时应谨慎。

3）与异烟肼合用，后者可阻止烟酸与辅酶Ⅰ结合，从而导致烟酸缺乏。

2. 用药照护

（1）控制烟酸所致的皮肤反应

1）烟酸开始服用或剂量增大后可致恶心、呕吐等，大剂量可引起血糖升高、尿酸增加、肝功能异常。为缓解此效应，可应用小剂量的缓释制剂，或服药前 30 min 合用阿司匹林 300 mg，或每日服用一次布洛芬 200 mg。

2）患有黄疸型肝炎、肝胆疾病、糖尿病或消化道溃疡者，服用期间应严格监控肝功能和血糖，以免出现严重不良反应。

（2）注意监测血尿酸水平

服用烟酸者，大约 1/5 会发生高尿酸血症，有时甚至可发展为痛风。如果出现血尿酸水平升高、痛风性关节炎，应立即停药。严重痛风者禁用烟酸类药。

3. 主要药品

烟酸：①用于高脂血症辅助治疗（除Ⅰ型外）；②用于防治糙皮病等烟酸缺乏症，也用于血管扩张；③用于接受肠道外营养者，或因营养不良引起体重骤减者，妊娠期、哺乳期的妇女，以及长期服用异烟肼者。口服。

四、胆固醇吸收抑制剂

1. 药理作用与临床评价

（1）作用特点

依折麦布抑制胆固醇吸收，不影响胆汁酸分泌（如胆汁酸整合药）、脂溶性维生素及其他固醇类物质吸收，也不抑制胆固醇在肝脏中的合成（如他汀类药），具有良好的安全性和耐受性。

（2）典型不良反应

常见呕吐、吞咽困难、腹痛、便秘、肝脏谷丙转氨酶及谷草转氨酶升高等。

（3）禁忌证

依折麦布禁用于活动性肝病或肝酶持续升高者，不推荐中度或重度肝功能损伤者使用。

（4）药物相互作用

1）与环孢素合用，可升高本品的血药浓度。

2）非诺贝特或吉非贝齐可分别升高本品浓度 1.5 倍、1.7 倍。

3）与抗酸剂合用，可降低本品的吸收速度，但不影响本品的生物利用度。

2. 用药照护

（1）本品不受饮食或脂肪影响而相应降低低密度脂蛋白水平，但剂量超过 10 mg/d 对降低低密度脂蛋白水平无增效作用。

（2）本品不能与葡萄柚汁合用，以免因血药浓度升高而发生不良反应。

3. 主要药品

依折麦布：用于原发性高胆固醇血症、纯合子家族性高胆固醇血症和纯合子谷甾醇血症。口服，可单独服用或与他汀类药联合应用。本品可在一日内任何时间服用，可空腹或与食物同时服用。

思考与练习

1. 简述调节血脂药的作用特点。
2. 简述调节血脂药的用药照护要点。
3. 简述烟酸的适应证。

模块六

血液系统药物

血液系统是由血液与造血器官组成的动态平衡系统。生理状态下，血液在血管内流动，血细胞数量及功能稳定，血容量维持正常。当血液流动性及造血功能改变时，可导致多种疾病，如凝血亢进或凝血低下可导致血栓栓塞性疾病或出血性疾病，造血物质缺乏可导致造血功能障碍引发贫血。本模块介绍的血液系统药物主要包括抗凝血药、促凝血药、抗贫血药和升白细胞药。

课题一 抗凝血药

能力目标

- 能知晓抗凝血药的药理作用与临床评价。
- 能实施抗凝血药的用药照护。
- 能协助照护对象合理应用抗凝血药的主要药品。

抗凝血药用于防治血栓性疾病，防止血栓形成和扩大。抗凝血药主要包括凝血酶抑制剂、香豆素类药、溶栓药、抗血小板药和体外抗凝药。

一、凝血酶抑制剂

1. 药理作用与临床评价

凝血酶抑制剂包括抑制凝血过程各环节的肝素、直接凝血酶抑制剂如达比加群酯、凝血因子 X 抑制剂如利伐沙班等。

（1）作用特点

凝血酶抑制剂抑制凝血酶活性，防止血小板凝集和破坏。

（2）典型不良反应

1）出血：表现为各种黏膜出血、齿龈出血、月经量增多、伤口出血、皮肤瘀斑或有血小板减少性紫癜。

2）过敏反应：如发热、哮喘、荨麻疹。

（3）禁忌证

对本类药制品过敏者，不能控制的活动性出血者，出血性疾病及凝血机制障碍（血友病、血小板减少性紫癜等）者，外伤或术后出血、先兆流产、消化性溃疡、肝肾功能不全、严重高血压、脑出血、亚急性心内膜炎者，妊娠三个月内、哺乳期妇女禁用。

（4）药物相互作用

与可能引起出血倾向的药物合用，增加出血危险，如阿司匹林等非甾体抗炎药、糖皮质激素等；与胰岛素、磺酰脲类药合用，易导致低血糖；与血管紧张素转换酶抑制剂合用，可引起高血钾症；与抗组胺药、吩噻嗪类药、四环素类药、维生素 C 合用，可产生拮抗肝素作用。

2. 用药照护

（1）注意用药方法

肝素口服无效，不宜肌内注射，以免引起血肿；为减少出血、避免创伤，注射针口不宜揉搓和按摩。

（2）加强用药期间观察

观察照护对象有无异常出血情况，如皮下瘀斑、血尿、大便黑色、伤口出血等；观察有无寒战、发热、瘙痒、哮喘、呼吸困难、血压下降等；重视对肝肾功能实验室检查结果的监测，一旦出现异常，立即联系医生处理。

（3）饮食指导

肝素治疗后可能发生利尿反应，疗程较长者需要补钾，宜多食用橙汁、香蕉等。

3. 主要药品

（1）肝素

用于防治血栓栓塞性疾病如心肌梗死、脑栓塞、血栓性静脉炎、肺栓塞，心血管手术后预防，治疗各种原因引起的弥散性血管内凝血，体外循环、血液透析等体外抗凝。深部的皮下注射或静脉滴注。

（2）依诺肝素

用于防治深静脉血栓，不稳定型心绞痛及非 ST 段抬高心肌梗死急性期治疗，及血液透析等体外抗凝。皮下注射。

二、香豆素类药

1. 药理作用与临床评价

（1）作用特点

香豆素类药为维生素 K 拮抗药，影响凝血过程，对已形成的凝血因子无抑制作用，需要原有凝血因子消耗后才出现抗凝作用，故一般 12 ~ 24 h 发挥作用，1 ~ 3 天达高峰，停药后抗凝作用可维持数日。

（2）典型不良反应

1）自发性出血：过量可引起出血，严重可引起颅内出血。

2）骨骼发育异常：华法林可通过胎盘屏障影响胎儿骨骼正常发育。

3）其他如恶心呕吐、腹泻、黏膜溃疡、皮疹、脱发、粒细胞减少，罕见皮肤坏死。

（3）禁忌证

同凝血酶抑制剂。

（4）药物相互作用

1）广谱抗生素抑制肠道菌群，或疾病造成胆汁减少，均可使维生素 K 生成减少，香豆素类药作用增强。

2）与阿司匹林、保泰松、甲苯磺丁脲等血浆蛋白结合率高的药物合用，可使游离香豆素类药增加，抗凝作用增强。

3）肝药酶诱导剂苯巴比妥、苯妥英钠等可加速香豆素类药代谢，降低抗凝作用；肝药酶抑制剂甲硝唑、西咪替丁等可抑制香豆素类药代谢，增强抗凝作用。

2. 用药照护

（1）联合用药要谨慎

在服用香豆素类药期间，若联合服用具有活血化瘀功能的中药，有增加大出血的危险，要避免服用。

（2）用药安全性观察

经常观察有无异常出血征象，有无发热、寒战、咽痛等粒细胞减少的早期反应，有无黏膜溃疡。定期监测出血时间，要注意肝肾功能不全、糖尿病、甲状腺功能减退等会导致出血时间缩短。

（3）长期用药健康指导

使用超过 3 周，要注意逐渐撤药，以免引起血栓栓塞性疾病。男性长期使用华法林要注意骨质疏松性骨折的危险，尤其是年龄较大者，日常要预防跌倒。用药期间进食富含维生素 K 的食物应尽量保持稳定，以免影响香豆素类药的抗凝作用。

3. 主要药品

华法林：用于预防和治疗深静脉血栓及肺栓塞，预防心肌梗死后、心房颤动、人工瓣膜置换术后血栓栓塞并发症。口服。

三、溶栓药

1. 药理作用与临床评价

溶栓药又称纤维蛋白溶解药，直接作用于纤溶系统各环节。

（1）作用特点

1）链激酶对多种原因引起的血管内新形成的血栓均有溶解作用，但其溶栓作用无选择性，呈现全身纤溶状态，易出血，静脉用药后溶栓效果可持续 24 ~ 36 h。

2）阿替普酶不产生链激酶常见的出血并发症，但在循环血浆中清除迅速，半衰期短，需连续用药。

（2）典型不良反应

1）出血：常见浅表部位的出血，如皮肤、黏膜、血管穿刺部位等，也可出现消化道出血、咯血、血尿、脑出血等。

2）贫血：偶见溶血性贫血和黄疸。

3）溶栓后继发栓塞：肺栓塞和脑栓塞。

4）过敏。

（3）禁忌证

1）有活动性内脏出血、已知出血倾向或目前正在服用抗凝药者禁用。

2）颅内肿瘤、可疑主动脉夹层、严重且不能控制的高血压、长时间心肺复苏、活动性消化性溃疡、糖尿病合并视网膜病变、感染性心内膜炎、严重肝肾功能不全者禁用。

3）既往有出血性脑卒中史、1 年内缺血性脑卒中或脑血管意外史（包括一过性脑缺血发作）、1 个月内外伤或择期手术史、2 ~ 4 周内脏出血史者禁用。

（4）药物相互作用

1）与华法林、抗血小板药、肝素等其他抗凝药合用，可增加出血危险。但使用溶栓药后，使用肝素不是禁忌，由医生衡量决定。

2）如果使用溶栓药血管再通后又发生梗死，可用其他溶栓药。

3）链激酶溶栓治疗与阿司匹林联用可增强疗效，且不显著增加严重出血的发生率。

2. 用药照护

（1）用药前选择

溶栓药的使用要尽早，要严格掌握治疗时间和适应证。

（2）使用中严密观察

密切观察照护对象生命体征，如体温、脉搏、呼吸、血压，观察用药反应，如是否有出血征象，是否有寒战、头痛等，至少每 4 h 记录 1 次。注意静脉用药速度过快会引起低血压。用药期间避免肌内注射和动脉穿刺，以免出血。

（3）用药结束后操作

应在穿刺局部加压至少 30 min，用无菌绷带和敷料加压包扎，以免出血。

3. 主要药品

（1）链激酶

用于血栓栓塞性疾病，静脉注射治疗急性栓塞、深部静脉血栓，冠脉注射用于急性心肌梗死。

（2）阿替普酶

用于急性心肌梗死、血流不稳定的急性大面积肺栓塞和急性缺血性脑卒中的溶栓。静脉注射或静脉滴注。

四、抗血小板药

1. 药理作用与临床评价

抗血小板药通过抑制血小板黏附、聚集、释放等，抑制血栓形成。抗血小板药的具体分类见表 6-1-1。

表 6-1-1　抗血小板药的分类

类别	代表药品
环氧酶抑制剂	阿司匹林
二磷酸腺苷 P2Y12 受体拮抗剂	氯吡格雷、噻氯匹定、阿那格雷、普拉格雷、依诺格雷、替格雷洛、坎格雷洛
磷酸二酯酶抑制剂	双嘧达莫、西洛他唑

（1）作用特点

阿司匹林小剂量应用时抑制血小板中的环加氧酶，大剂量应用时减少依前列醇

（PGI2）合成，而前列腺素（PG）对胃黏膜有保护作用。

氯吡格雷作用直接、迅速、可逆，不需要代谢激活，可以快速降低所有急性冠脉综合征人群心血管事件发生和死亡概率。

双嘧达莫增强前列腺素活性，抑制血小板释放，对抗血栓形成，故人体存在前列腺素才有效。双嘧达莫作为抗凝药的辅助治疗，对出血时间无影响，可通过胎盘屏障。

（2）典型不良反应

1）出血：鼻出血、咯血、皮下出血、胃肠道出血、牙龈出血等。

2）过敏反应：阿司匹林哮喘、过敏性休克。

3）胃肠道反应：上腹部不适、恶心呕吐，诱发或加重消化道溃疡。

4）瑞夷综合征：12 岁以下儿童感染病毒性疾病时使用阿司匹林后出现严重的肝损害合并脑病。

5）血液系统反应：再生障碍性贫血、白细胞及中性粒细胞减少、血小板减少性紫癜。

（3）禁忌证

1）妊娠期及哺乳期妇女禁用。

2）有过敏史者禁用。

3）肝肾功能不全者禁用。

4）有血液病史（血友病及其他出血性疾病、凝血障碍、再生障碍性贫血、维生素 K 缺乏等）、哮喘者禁用。

5）有消化道溃疡者慎用或禁用。

6）儿童患水痘或感染流感等病毒时禁用。

（4）药物相互作用

双嘧达莫与华法林合用，可防止心脏瓣膜修补术后血栓形成，但抗凝血药之间合用有增加出血危险。阿司匹林与抗痛风药丙磺舒等合用，有降低尿酸排泄作用。二磷酸腺苷 P2Y12 受体拮抗剂与茶碱合用，使茶碱血药浓度升高。双嘧达莫不宜与葡萄糖以外的其他药物混合注射。

2. 用药照护

（1）用药前适用人群识别

由于抗血小板药长期使用有出血倾向，阿司匹林、氯吡格雷易损伤胃黏膜，致消化性溃疡或延迟溃疡的愈合，因此使用前应注意识别一些高危人群，如有溃疡、出血病史或出血危险者、使用非甾体抗炎药、糖皮质激素治疗者、高龄者等均不推荐使用。有幽门螺杆菌感染者，应先根治后再使用。

（2）注意控制用药剂量

一般长期应用阿司匹林、氯吡格雷时，应注意使用最小剂量。

（3）用药期间严密监测

观察是否有消化道不适或出血现象，如上腹不适或疼痛、腹泻、呕血、黑便、牙龈出血、眼底出血等，使用期间需定期监测血象。

（4）联合用药以减少不良反应

可联合使用胃黏膜保护剂如米索前列醇、雷尼替丁、硫糖铝等，使用时注意抗血小板药与胃黏膜保护剂宜间隔服用。

（5）避免药物“抵抗”

吸烟、肥胖、高血压、高血糖、高胆固醇血症等可影响阿司匹林的作用，故应注意控制血压、血糖、血脂达标。尽量服用肠溶阿司匹林制剂。

3. 主要药品

（1）阿司匹林

小剂量用于不稳定型心绞痛、急性心肌梗死、缺血性脑卒中、一过性脑缺血发作等心脑血管疾病，动脉血管手术、人工瓣膜手术等预防血栓形成。肠溶片口服，非肠溶片嚼服。

（2）氯吡格雷

用于近期心肌梗死、近期缺血性脑卒中、急性冠脉综合征。口服。

（3）双嘧达莫

用于预防血栓栓塞性疾病。

五、体外抗凝药

1. 药理作用与临床评价

（1）作用特点

枸橼酸钠的酸根与血液中的 Ca^{2+} 结合，形成难以解离的枸橼酸钙，发挥抗凝作用。

(2) 典型不良反应

当快速输入或输入大量枸橼酸钠时，可引起血钙明显降低，出现口唇发麻、手足抽搐，甚至出血倾向、血压下降、心室颤动或停搏。

(3) 禁忌证

对本品成分过敏者禁用，婴幼儿慎用。

2. 用药照护

输血时注意观察，当出现口唇发麻、手足抽搐时要立即停用，可静脉注射葡萄糖酸钙解救。

3. 主要药品

枸橼酸钠：用于血液的抗凝和保存。

思考与练习

1. 简述凝血酶抑制剂的使用禁忌证及药物相互作用。
2. 简述抗血小板药的分类及作用特点。
3. 简述溶栓药的用药照护要点。
4. 简述阿司匹林用于抗血栓时的适应证及用法。

课题二
促 凝 血 药

能力目标

- 能知晓促凝血药的药理作用与临床评价。
- 能实施促凝血药的用药照护。
- 能协助照护对象合理应用促凝血药的主要药品。

促凝血药通过激活凝血过程中的某些凝血因子，加快血液凝固，来达到凝血的目的，或通过降低毛细血管通透性来促使出血停止。促凝血药主要包括促凝血因子生成药、抗纤维蛋白溶解药、收缩血管药和促血小板生成药。

一、促凝血因子生成药

1. 药理作用与临床评价

凝血因子是指血浆和组织中参与血液凝固过程的一些蛋白质组分，在出血时被激活，促进血凝块形成而止血。促凝血因子生成药主要有维生素 K_1、甲萘氢醌等。

（1）作用特点

维生素 K_1 促进凝血。当维生素 K_1 缺乏时，可导致凝血障碍，凝血酶原时间延长而出血。

（2）典型不良反应

口服维生素 K_1 易引起恶心呕吐，较大剂量可见黄疸、高胆红素血症、胆红素脑病、溶血性贫血，大剂量可能导致肝损害。静脉注射偶见过敏反应。

（3）禁忌证

1）对本品过敏者禁用。

2）有血栓病史者禁用。

3）有血栓形成倾向或处于弥散性血管内凝血高凝期者禁用。

4）因血液病导致出血者禁用。

5）肝脏疾病或肝功能不良、肠功能不良所致腹泻者禁用。

（4）药物相互作用

1）维生素 K_1 与酚磺乙胺合用，可增加止血效果，但要防止血栓形成。

2）大剂量水杨酸、硫糖铝、磺胺类药、考来烯胺等可影响维生素 K_1 的功效。

2. 用药照护

（1）临床用药选择

有肝功能损伤者使用维生素 K_1 疗效不明显，盲目加量会加剧肝损伤。维生素 K_1 对肝素引起的出血无效，不适用于外伤出血。

（2）注意用药安全

用药期间要定期监测出血、凝血时间。维生素 K_1 尽可能使用皮下注射，非必要不使用静脉注射；使用静脉注射时宜缓慢，用药速度低于 1 mg/min，以免出现面部潮红、出汗、血压降低，甚至虚脱。若使用过程中出现过敏反应征象，应立即联系医生进行抗过敏处理。

（3）合理用药

宜饭后服用维生素 K_1，减轻对胃肠道的刺激。

3. 主要药品

维生素 K_1：用于维生素 K_1 缺乏引起的出血，新生儿、早产儿出血，及香豆素类药和阿司匹林过量导致的出血，长期使用广谱抗生素导致的肠道菌群合成维生素 K_1 受抑制，胆石症和胆道蛔虫引起的绞痛。口服或皮下注射或肌内注射。

二、抗纤维蛋白溶解药

1. 药理作用与临床评价

临床常用的抗纤维蛋白溶解药有氨甲环酸（AMCHA，止血环酸）、氨甲苯酸（PAMBA）、氨基己酸等氨基酸类抗纤溶酶药及鱼精蛋白。

（1）作用特点

抗纤维蛋白溶解药妨碍纤溶酶的生成而促进凝血。

（2）典型不良反应

可导致过敏反应，严重者过敏性休克。少见血栓形成、低血压，偶见过量导致颅内血栓形成和出血。快速静脉滴注可出现低血压、心律失常，少数有惊厥及心、肝损伤。大剂量或疗程 4 周以上可有肌痛、软弱、疲劳，严重者肾衰竭，停药后可缓解或恢复。

（3）禁忌证

1）有血栓病史、血栓形成倾向或处于弥散性血管内凝血高凝期者禁用。

2）因血液病导致出血者禁用。

3）对本类药过敏者禁用。

（4）药物相互作用

1）氨甲苯酸与酚磺乙胺合用可增加止血效果，但氨基己酸不可与酚磺乙胺合用，以免引起中毒。

2）氨甲环酸、氨基己酸与口服避孕药、雌激素、凝血酶原复合物合用，有增加血栓的风险。

3）氨甲苯酸与青霉素或尿激酶等溶栓剂有配伍禁忌，鱼精蛋白禁与碱性药物配伍。

2. 用药照护

（1）临床用药选择

急性心肌梗死者有血栓形成倾向，大量血尿时可出现血凝块阻塞尿路，因此慎用氨甲苯酸。血友病者、心肝肾功能不全者、老年人慎用氨甲苯酸、氨基己酸。

（2）注意用药安全

用药期间要定期监测出血、凝血时间。若使用中出现过敏反应，及时联系医生处理。

3. 主要药品

（1）氨甲环酸

用于局部或全身、急性或慢性纤维蛋白溶解亢进所致的出血，如白血病、癌肿、妇产科意外、严重肝病出血等。口服，静脉注射或滴注。

（2）硫酸鱼精蛋白

用于自发性出血、注射过量肝素引起的出血，还可以用于肝昏迷。静脉注射。

三、收缩血管药

促凝血药中的收缩血管药的主要药品为垂体后叶素。

1. 药理作用与临床评价

（1）作用特点

垂体后叶素包括催产素和加压素。催产素使子宫收缩，子宫肌内血管受压迫而止血。加压素利于破裂血管处血栓形成而止血。

（2）典型不良反应

可出现面色苍白、出汗、心悸、胸闷、血压升高、幻听、幻视、荨麻疹，严重者可有过敏性休克，可诱发心绞痛。

（3）禁忌证

高血压、冠心病、动脉硬化、妊娠高血压疾病、孕晚期、心力衰竭、有明显瘢痕、肺源性心脏病、过敏体质者禁用。

（4）药物相互作用

垂体后叶素与硝酸甘油合用，可防止心血管方面的副作用，又可增加止血效果。

2. 用药照护

（1）临床用药选择

垂体后叶素对子宫的作用选择性不高，已逐渐被缩宫素取代，目前主要用于肺咯血及门脉高压引起的上消化道出血。

（2）注意用药安全

注意观察照护对象的用药反应，用药后半小时密切监测血压，观察用药后是否出现过敏反应，并准备好急救措施。若发生过敏反应，应立即停药，汇报医生做相应处理。

3. 主要药品

垂体后叶素：用于产后出血、产后子宫复旧不全、肺咯血及门脉高压引起的出血。本品能被消化液破坏，因此不宜口服，一般采取肌内或皮下注射、静脉注射。

四、促血小板生成药

1. 药理作用与临床评价

血小板通过吸附血浆蛋白和凝血因子，在破损的血管壁上聚集形成血栓，堵塞伤口和血管，从而止血。血小板还能释放肾上腺素，引起血管收缩，促进止血。常见的促血小板生成药有酚磺乙胺。

（1）作用特点

酚磺乙胺能促进血小板释放凝血活性物质，使血管收缩，凝血时间缩短。

（2）典型不良反应

可有恶心、头痛、皮疹、暂时性低血压，偶有过敏性休克。

（3）禁忌证

有酚磺乙胺过敏史及血栓病史者禁用。

（4）药物相互作用

1）右旋糖酐抑制血小板聚集，延长出血及凝血时间，理论上与酚磺乙胺拮抗。

2）酚磺乙胺与其他止血药合用可增加止血效果，但不可与氨基己酸合用，以免引起中毒。

2. 用药照护

（1）临床用药选择

酚磺乙胺使用时最好单独注射，不宜与其他药配伍，以免药物氧化、变色失效；与右旋糖酐联用时间隔用药，先用酚磺乙胺。

（2）注意用药安全

用药时密切观察是否出现过敏反应，并准备好急救措施。用药期间定期监测出血、凝血情况。

3. 主要药品

酚磺乙胺：用于防治各种手术前后出血、呕血、尿血，血小板功能不良、血管脆性增加引起的出血。口服，肌内注射或静脉注射，静脉滴注。

思考与练习

1. 简述促凝血因子生成药的作用特点及典型不良反应。
2. 简述抗纤维蛋白溶解药的典型不良反应及禁忌证。
3. 简述促凝血药的用药照护要点。

课题三
抗贫血药

能力目标

- ◆ 能知晓抗贫血药的药理作用与临床评价。
- ◆ 能实施抗贫血药的用药照护。
- ◆ 能协助照护对象合理应用抗贫血药的主要药品。

贫血是指单位体积血液中血红蛋白、红细胞计数或红细胞比积低于正常值。贫血是多种疾病伴发的一种症状，可分为缺铁性贫血、巨幼红细胞性贫血、再生障碍性贫血、溶血性贫血等。抗贫血药可促使血红蛋白合成，补充造血因子，保障幼红细胞正常发育。

一、铁剂

铁是构成血红蛋白、肌红蛋白、多种酶的重要组分。当病理状态下体内储存铁缺乏时，血红蛋白合成不足，红细胞生长障碍，造成缺铁性贫血，此时需要补充铁剂进行治疗。常用的铁剂有硫酸亚铁、富马酸亚铁、琥珀酸亚铁、右旋糖苷铁等。

1. 药理作用与临床评价

（1）作用特点

铁剂与转铁蛋白结合进入血液循环，作为合成血红蛋白的原料，促进红细胞成熟，或储存在肝脏、脾脏、骨髓中等。机体铁含量正常时，铁剂口服后仅 5% ~ 10% 被吸收；体内铁储存缺乏时，摄入铁吸收量可成比例增加。

（2）典型不良反应

1）胃肠道反应：食欲减退、恶心、呕吐、腹痛、腹泻、便秘等。

2）中毒症状：多见于儿童，如头痛、头晕、呕吐、肠绞痛、低血压、心动过速、呼吸困难、昏迷、晕厥，甚至休克、死亡。

（3）禁忌证

1）对铁剂过敏者禁用。

2）严重肝肾功能不全，尤其伴有未经治疗的尿路感染者禁用。

3）非缺铁性贫血（如地中海贫血）者禁用。

4）患溃疡病及肠炎者禁用。

5）铁负荷过高血色病或含铁血黄素沉着症者禁用。

（4）药物相互作用

1）铁剂与维生素 C、稀盐酸同服有利于吸收。

2）铁剂与抗酸药如碳酸氢钠、磷酸盐类及含鞣酸的药同服，可使铁盐沉淀，妨碍其吸收。

3）西咪替丁、胰酶、去铁胺等可影响铁剂的吸收，铁剂可影响氟喹诺酮类药、四环素类药、锌剂的吸收。

2. 用药照护

（1）临床合理选药

铁剂中二价铁能被较好吸收，三价铁不易被吸收，且刺激性大，长期服用可导致慢性中毒，故要注意避免不恰当的预防性补铁。

（2）合理用药

铁剂宜于饭后或餐时服用，利于吸收，并可减少胃肠道反应。口服液体铁剂时，应以塑料吸管吸服并立即漱口，以免腐蚀牙齿。

（3）严密监测

用药期间监测血红蛋白、网织红细胞计数、血清铁蛋白及血清铁。补充铁剂至血红蛋白恢复正常后，仍需继续服用铁剂 3 ~ 6 个月以补充储存铁。

（4）适当健康指导

铁剂不宜与浓茶、咖啡等含鞣酸高的食物及多钙、多磷食物同服，以免铁盐沉淀妨碍吸收。服用铁剂前预先告知照护对象，铁剂可能导致便秘及黑便。

3. 主要药品

硫酸亚铁或琥珀酸亚铁：用于各种缺铁性贫血的治疗。口服。

二、治疗巨幼红细胞性贫血药

由于缺乏维生素 B_{12} 和（或）叶酸这两种红细胞合成阶段中的重要物质，骨髓中形成细胞体积较大而细胞核发育幼稚的红细胞，从而形成巨幼红细胞性贫血。由此可见，治疗巨幼红细胞性贫血的关键是补充维生素 B_{12} 和叶酸。

1. 药理作用与临床评价

（1）作用特点

叶酸在体内参与氨基酸及核酸的形成，与维生素 B_{12} 共同作用促进红细胞的生成和成熟。维生素 B_{12} 含钴，口服后促进叶酸作用。

服用叶酸后可迅速纠正巨幼红细胞性贫血的异常现象，改善贫血，但无法纠正缺乏维生素 B_{12} 所致的神经损害，且加剧神经损伤，故两者宜同时服用。

（2）典型不良反应

叶酸的不良反应偶见过敏反应如皮疹、哮喘等，长期服用可能有厌食、恶心呕吐、腹胀等胃肠道反应。

维生素 B_{12} 可能引起低血钾、低血压、高尿酸血症，肌内注射偶见过敏反应如皮疹、哮喘，严重者出现过敏性休克。

（3）禁忌证

诊断不明或非叶酸缺乏的贫血，或对叶酸及其代谢产物过敏者禁用叶酸。有维生素 B_{12} 过敏史、有家族遗传性球后视神经炎及弱视症者禁用维生素 B_{12}。

（4）药物相互作用

叶酸大剂量使用能拮抗苯巴比妥、苯妥英钠的抗癫痫作用，使敏感者发作次数增加；大剂量口服会影响微量元素锌的吸收。维生素 C 会抑制叶酸的吸收及破坏维生素 B_{12}。氨基糖苷类抗生素、对氨基水杨酸类药、苯妥英钠、苯巴比妥、秋水仙碱、苯乙双胍、考来酰胺等可使维生素 B_{12} 在肠道吸收减少。

2. 用药照护

（1）临床合理选药

需要明确是缺乏维生素 B_{12} 和（或）叶酸诊断后再用药，妊娠期妇女避免使用维生素 B_{12}。

（2）合理用药

饭后服用维生素 B_{12} 片剂可增加吸收。

（3）严密监测

维生素 B_{12} 用药期间注意观察是否出现低血钾现象，如神经紊乱、麻痹、心律失常等，可以建议多补充橙汁。痛风者使用维生素 B_{12} 时注意血尿酸增高诱发痛风。

3. 主要药品

（1）叶酸

用于治疗各种原因引起的叶酸缺乏及叶酸缺乏所致的巨幼红细胞性贫血，慢性溶血性贫血所致的叶酸缺乏，作为妊娠期及哺乳期妇女预防用药。口服。

（2）维生素 B_{12}

用于维生素 B_{12} 缺乏引起的巨幼红细胞性贫血、神经炎。口服或肌内注射。

三、促红细胞生成药

1. 药理作用与临床评价

促红细胞生成药主要是促进红细胞繁殖和分化，促进红细胞成熟，增加红细胞及血红蛋白含量，稳定红细胞膜的功能。其主要药品是重组人促红素。

（1）作用特点

重组人促红素促使红细胞自骨髓释放入血液并转化成熟，同时提高红细胞膜抗氧化酶能力。

（2）典型不良反应

1）一般反应：头痛、低热、乏力、肌痛、关节痛等类流感样症状。

2）过敏反应：少数有皮疹、荨麻疹，严重者出现过敏性休克。

3）心脑血管系统反应：偶见血压升高、脑出血、血栓形成。

4）消化系统反应：恶心呕吐、食欲不振、腹泻、肝功能异常。

（3）禁忌证

1）难控制的重度高血压者禁用。

2）对本品、人血白蛋白等过敏者禁用。

3）妊娠期及哺乳期妇女不宜使用。

（4）药物相互作用

严重慢性铁负荷过重者，联合应用维生素 C 与重组人促红素可引起心功能损害。

2. 用药照护

（1）临床合理选药

合并感染者，宜控制感染后再使用。

（2）严密监测

用药期间协助监测血清铁、转铁蛋白饱和度及叶酸，以便及时补铁；注意是否有血钾升高现象，可通过适当调整饮食和用药剂量来恢复血钾水平；本品可能引起血压升高，故用药前需监测血压；监测用药后是否出现头晕或其他中枢神经系统症状，以便联系医生及时处理。

3. 主要药品

重组人促红素：用于肾功能不全者的贫血（包括透析及非透析者）、非肾性贫血（恶性肿瘤、免疫疾病等）、外科围手术期的红细胞动员。血液透析者静脉注射，非透析者皮下注射。

思考与练习

1. 简述铁剂的用药照护要点。
2. 简述维生素 B_{12} 的作用特点及典型不良反应。
3. 简述治疗巨幼红细胞性贫血药的主要药品。

课题四
升白细胞药

能力目标

- 能知晓升白细胞药的药理作用与临床评价。
- 能实施升白细胞药的用药照护。
- 能协助照护对象合理应用升白细胞药的主要药品。

血液中的白细胞包括中性粒细胞、淋巴细胞、单核细胞、嗜酸性粒细胞和嗜碱性粒细胞。白细胞的主要功能是吞噬和免疫，是人体防御系统的重要组成部分。当各种因素如环境污染、放射物质、药品、感染等引起外周血中白细胞计数低于正常值时，称为白细胞减少症。升白细胞药是一类促进白细胞生长、提高白细胞计数的药物，常用的有肌酐、白血生、鲨肝醇、利血生、粒细胞集落刺激因子等。

一、口服升白细胞药

1. 药理作用与临床评价

口服升白细胞药一般需 2 ~ 3 种联合应用，主要适用于白细胞数量轻度减少的患者。

（1）作用特点

白血生能促进蛋白质代谢，刺激正常抗体产生，及促进骨髓粒细胞生长和成熟。

鲨肝醇能促进白细胞增生及抗放射线，对抗苯中毒和细胞毒类药引起的造血系统抑制。

（2）典型不良反应

鲨肝醇偶见口干、肠鸣音亢进。

（3）禁忌证

对本品过敏者禁用，白血生骨髓恶性肿瘤者禁用。

（4）药物相互作用

暂不明确。

2. 用药照护

（1）临床用药选择

口服升白细胞药的疗效与剂量有关，故宜寻找最佳剂量来取得较好疗效。口服升白细胞药较适合病程短、病情轻、骨髓功能尚可者。

（2）注意用药安全

用药期间应经常检查外周血常规。

3. 主要药品

（1）白血生

用于各种原因引起的白细胞减少症。口服胶囊剂。

（2）鲨肝醇

用于防治恶性肿瘤放疗和化疗所引起的白细胞减少症和贫血。口服片剂。

二、注射用升白细胞药

注射用升白细胞药常用的有粒细胞集落刺激因子和粒细胞－巨噬细胞集落刺激因子，如非格司亭、沙格司亭。这类药能促进粒细胞数增加，增强人体免疫功能，修复损伤造血细胞，缩短骨髓抑制期，减少严重感染发生率。

1. 药理作用与临床评价

（1）作用特点

非格司亭起效迅速，一般静脉注射 24 h 内可达高峰，可促进骨髓产生粒细胞，促进中性粒细胞成熟和释放，增加白细胞数量及趋化、吞噬功能。

沙格司亭刺激粒细胞、单核细胞、巨噬细胞等多种细胞的集落和增殖，并增强其功能。

（2）典型不良反应

不良反应少，大量久用可产生骨痛、关节肌肉酸痛、发热、皮疹、腹泻、脱发等，注射部位有局部反应，罕见过敏性休克、急性呼吸窘迫等。

（3）禁忌证

1）对本类药品过敏者禁用。

2）严重心肺肝肾功能障碍者禁用。

3）自身免疫性血小板减少性紫癜者禁用。

（4）药物相互作用

非格司亭不宜与抗肿瘤药联合用药，应在化疗停止 1 ~ 3 日后再用；与氟尿嘧啶合用，可能加剧粒细胞减少。

2. 用药照护

用药期间严密观察，一旦发生过敏反应，应立即停止用药并给予适当处理；使用疗程中严密监测白细胞，白细胞增加到必要值以上即考虑减量至停用；长期用药可能出现脾肿大，故需通过影像学检查监测脾脏大小。

3. 主要药品

（1）非格司亭

用于预防或治疗肿瘤化疗等导致的中性粒细胞减少症，促进骨髓移植后中性粒细胞数升高，治疗骨髓发育不良综合征、骨髓增生异常引起的中性粒细胞减少症、特发性中性粒细胞减少症、再生障碍性贫血、肾移植免疫抑制治疗继发的中性粒细胞减少症。皮下或静脉注射。

（2）沙格司亭

用于肿瘤的放化疗引起的粒细胞减少及自身骨髓移植，对艾滋病、再生障碍性贫血药物治疗导致的贫血也有效。皮下注射或静脉滴注。

思考与练习

1. 简述鲨肝醇的药理作用、临床评价及适应证。
2. 简述注射用升白细胞药的主要药品。

模块七 泌尿系统药物

泌尿系统疾病是指主要病变在肾脏、前列腺、生殖器官，会引起水肿、排尿困难、性功能障碍等的疾病。本模块介绍的泌尿系统药物主要包括利尿药、前列腺增生用药和治疗男性勃起功能障碍药。

课题一 利尿药

能力目标

- 能知晓利尿药的药理作用与临床评价。
- 能实施利尿药的用药照护。
- 能协助照护对象合理应用利尿药的主要药品。

利尿药是作用于肾脏，促进体内 Na^{+}、Cl^{-} 等电解质和水的排泄，进而增加尿量、消除水肿的药物。根据作用部位的不同，利尿药可以分为四类，具体见表 7-1-1。

表 7-1-1 利尿药的分类

类别	代表药品
袢利尿剂	呋塞米、布美他尼
噻嗪类利尿剂	氢氯噻嗪
留钾利尿剂	螺内酯、氨苯蝶啶、阿米洛利
碳酸酐酶抑制剂	乙酰唑胺

一、袢利尿剂

袢利尿剂又称高效能利尿药，可减弱肾脏的稀释和浓缩功能，产生强大的利尿作用。

1. 药理作用与临床评价

（1）作用特点

1）利尿作用：抑制 NaCl 的重吸收，降低肾脏的浓缩功能，排出大量的等渗尿液。袢利尿剂的利尿作用比其他的噻嗪类利尿剂强，可作为急、慢性肾衰竭的首选药物。

2）扩血管作用：扩张小静脉，减少回心血量，减少肺淤血；还可以扩张肾动脉，增加肾血流量。

（2）典型不良反应

1）严重水电解质紊乱：会导致低血容量、低血钠、低氯性碱血症、低血镁。

2）耳毒性：呈剂量依赖性，主要表现为眩晕、耳胀、耳鸣、听力减退或耳聋，其中常见的听力减退和耳聋是可逆的。

3）高尿酸血症：利尿增加了尿酸的重吸收，长期用药会出现高尿酸血症，但较少发生痛风。

4）过敏反应：由于具有磺酰胺基结构（依他尼酸除外），故易发生过敏反应。

（3）禁忌证

1）哺乳期妇女、高血压合并痛风者禁用。

2）试验剂量无反应的无尿者禁用。

3）对磺胺过敏者、婴儿、肝昏迷和严重电解质紊乱者慎用。

（4）药物相互作用

袢利尿剂与氨基糖苷类抗生素和第一、二代头孢菌素以及顺铂合用，会加重耳毒性；与巴比妥类药、麻醉药合用，可促进直立性低血压的发生；与非甾体抗炎药、苯妥英钠、青霉胺合用，会降低药效；与肾上腺皮质激素、两性霉素 B 合用，可加剧电解质紊乱，引发低钾血症；与磺胺脲类的促胰岛素分泌药合用，会减弱其降血糖作用；与噻嗪类利尿剂合用，具有协同作用，利尿作用可增强。

2. 用药照护

（1）定期监测体液和电解质平衡

服用的剂量过大时会导致血容量不足、血压降低，因此应定期监测血钾和其他电解质、碳酸氢盐水平。如果发生电解质紊乱和代谢性酸中毒，应停药并积极采取相应措施。如果出现肌肉痉挛，可能是低钾血症，对于有低钾血症倾向者可以选用保钾利尿剂；有酒精性肝硬化者容易发生低镁血症，应及时补镁。

（2）关注用药安全

为了避免夜尿过多，应该白天用药。该类药会引起光敏反应，故用药期间应注意防晒；用药期间，从卧位或坐位起身时要徐缓，以免发生直立性低血压。若发现出现血尿或出现少尿和无尿症状，应立即停用利尿剂。若出现肌肉疼痛或肌肉痉挛、听力障碍，应停用利尿剂，到医院救治。

3. 主要药品

（1）呋塞米

用于水肿性疾病，与其他药物合用治疗急性肺水肿和急性脑水肿，预防急性肾衰竭，还可用于高钾血症、高钙血症、抗利尿激素分泌过多症、急性药物中毒等。口服。

（2）布美他尼

用于水肿性疾病，与其他药物合用治疗急性肺水肿和急性脑水肿；预防急性肾衰竭，用于各种原因导致的肾脏血流灌注不足，纠正血容量不足的同时及时应用，可减少急性肾小管坏死；用于高钾血症、高钙血症、抗利尿激素分泌过多症、急性药物中毒；对某些呋塞米无效的病例仍可能有效。口服。

二、噻嗪类利尿剂

噻嗪类利尿剂是临床广泛应用的一类口服利尿剂。

1. 药理作用与临床评价

（1）作用特点

1）利尿作用：中效利尿剂，口服吸收迅速而完全，口服后 1 ~ 2 h 起效。

2）抗利尿作用：噻嗪类利尿剂对尿崩症者具有明显的抗利尿作用，可以明显减少烦渴、多饮、多尿症状。

3）降压作用：用药早期通过利尿、减少血容量而达到降压作用，长期用药则通过扩张外周血管而产生降压作用。

（2）典型不良反应

1）电解质紊乱：长期大剂量应用会引起低血钾、低血钠、低血镁、低氯性碱血症等。

2）高尿酸血症：抑制尿酸的排泄而引发痛风。

3）代谢变化：会增加血清中低密度脂蛋白的含量，导致高脂血症。长期服用还会导致高血糖。

4）过敏反应：与磺胺类药有交叉过敏，可见皮疹、皮炎等。

（3）禁忌证

对噻嗪类利尿剂过敏者禁用，痛风者、低血钾症者、无尿或肾衰竭者禁用。

（4）药物相互作用

噻嗪类利尿剂与大多数抗高血压药合用，增强降压效果；与氨苯蝶啶或阿米洛利合用，可减轻低钾血症，防止镁流失；与β受体阻断药合用，会升高糖尿病的发生概率；与糖皮质激素合用，会降低疗效；与非甾体抗炎药合用，会减弱噻嗪类利尿剂的利尿作用。

2. 用药照护

（1）关注电解质和代谢紊乱

噻嗪类利尿剂会引起低血钾症，严重的会导致心律失常甚至心脏性猝死；会引起血糖升高，干扰尿酸排泄，使血尿酸水平升高，呈剂量依赖，但较少引起痛风。因此，应监护照护对象的血压、血糖、血尿酸，以减少其他疾病的发生。

（2）关注用药安全

1）为了避免夜尿过多，应该白天用药。

2）会引起光敏反应，故应注意防护日光照晒，或者使用防晒指数 > 15 的防晒霜。

3）在用药期间，从卧位或者坐位起身时动作要徐缓，防止发生直立性低血压。

3. 主要药品

氢氯噻嗪：用于治疗水肿性疾病、高血压、中枢性或肾性尿崩症及肾石症，也可用于预防含钙盐成分形成的结石。口服。

三、保钾利尿剂

保钾利尿剂又称低效利尿剂，可以减少 K^+ 的排泄。

1. 药理作用与临床评价

（1）作用特点

螺内酯可竞争性与醛固酮受体结合，产生排钠保钾作用，进而产生利尿作用。

（2）典型不良反应

1）高钾血症：尤其单独用药时会出现。

2）长期用药会导致男性乳房发育、阳痿、性功能减退，女性乳房胀痛、声音变粗、毛发增多。

3）少见胃肠道反应（如恶心、呕吐、胃痉挛、腹泻）、低钠血症（如头晕、头痛）、光敏感、肾结石，大剂量服用会导致行走不协调、头痛、嗜睡、昏睡、精神错乱等。

（3）禁忌证

对螺内酯或其他磺酰胺脲类药过敏者、高钾血症者、急慢性肾衰竭者、肾功能不全者禁用。严重肝病者禁用氨苯蝶啶。

（4）药物相互作用

1）螺内酯：螺内酯与补钾药或血管紧张素转化酶抑制剂（ACEI）合用，发生高血钾的危险增加；与阿司匹林合用，会减弱其利尿作用；与两性霉素合用，会增加肾毒性；与地高辛合用，会抑制地高辛的排泄，使血清地高辛浓度升高。

2）氨苯蝶啶：与血管紧张素转化酶抑制剂联合应用，会增加高钾血症的危险；与吲哚美辛合用，会引起急性肾衰竭；与西咪替丁等肝药酶抑制剂合用，会减少药物清除。

2. 用药照护

（1）照护可能出现的电解质紊乱

慢性心力衰竭者联合使用利尿剂和肾素－血管紧张素－醛固酮系统抑制剂时，可能会出现直立性低血压和血肌酐水平增加。

长期服用可能会导致高血钾症，故服药期间应监测电解质，防止高钾血症发生。

对于老年人、糖尿病人、有一定程度的肝损伤或有可能发展为酸中毒者，应监测血电解质、尿素氮，出现异常时应随时调整剂量。

急性肾衰竭者避免服用留钾利尿剂。

服用留钾利尿剂者避免进食含钾丰富的食物（如橙汁、苹果、无花果、李子等）。

（2）用药个体化

螺内酯应从最小剂量开始服用，于进食时或餐后服药，以减少胃肠道反应及其他不良反应的发生；如果一日服药 1 次，应晨起服药，避免夜间排尿次数增多。

3. 主要药品

（1）螺内酯

与其他利尿剂合用，治疗充血性水肿、肝硬化腹水、肾性水肿等水肿性疾病；作为高血压的辅助药物；用于原发性醛固酮增多症的诊断和治疗。口服。

（2）氨苯蝶啶

用于水肿性疾病，肝硬化腹水、肾病综合征、糖皮质激素治疗过程中发生的水钠潴留，主要是纠正上述情况的继发性醛固酮分泌增多，也用于特发性水肿及使用氢氯噻嗪或螺内酯无效者。口服，每日最大剂量不超过 300 mg。

(3) 阿米洛利

用于治疗水肿性疾病，也可作为难治性低钾血症的辅助治疗药物。口服，与食物同服。

四、碳酸苷酶抑制剂

碳酸酐酶抑制剂主要作用于近曲小管，减少 H^+ 产生，促进 Na^+、H_2O 与重碳酸盐排出，从而产生利尿作用。

1. 药理作用与临床评价

(1) 作用特点

1) 利尿作用极弱，但是对于伴随水肿的子痫患者有良好的利尿、降压作用。

2) 降低眼内压，对青光眼有效。

(2) 典型不良反应

1) 代谢性酸中毒：长期服用此类药会消耗体内大量的 HCO_3^-，导致高氯性酸中毒。

2) 肾结石：在碱性条件下钙盐比较难溶，容易形成肾结石。

3) 失钾：会增加 K^+ 的排泄。

4) 少见中枢神经抑制、嗜睡、疲乏、定向障碍和感觉异常。

(3) 禁忌证

肾衰竭、肾结石、代谢性酸中毒和严重肝硬化者禁用。

(4) 药物相互作用

碳酸酐酶抑制剂与枸橼酸钾合用，不仅可以控制眼压，而且能防止发生尿结石；与甘露醇或尿素合用，既可以加强降低眼压的作用，又可以增加尿量；与盐皮质激素合用，会导致严重的低血钾症。

2. 用药照护

(1) 注意碱化尿液

长期服用乙酰唑胺者需要补充碳酸氢盐。口服碳酸酐酶抑制剂时，同服等量或者两倍量的碳酸氢钠，可以减轻感觉异常和胃肠道反应，减少酸中毒和低钾血症的发生。

(2) 纠正代谢性碱中毒

当心力衰竭者因使用过多的利尿剂导致代谢性碱中毒时，补盐会增加心脏充盈压，可使用乙酰唑胺纠正碱中毒。

3. 主要药品

乙酰唑胺：用于各种类型的青光眼，是一种有效降低眼压的辅助药物，也用于短期控制各种类型青光眼的急性发作。口服。

思考与练习

1. 简述袢利尿剂的作用特点。
2. 简述氢氯噻嗪的用药照护要点。
3. 简述呋塞米的适应证。

课题二
前列腺增生用药

能力目标

- 能知晓前列腺增生用药的药理作用与临床评价。
- 能实施前列腺增生用药的用药照护。
- 能协助照护对象合理应用前列腺增生用药的主要药品。

前列腺增生用药是指可用于缓解具有良性前列腺增生的下尿路感染引起的尿频、尿急、排尿困难、夜尿多、尿潴留及尿失禁等症状的药物。

一、药理作用与临床评价

前列腺增生用药的分类见表 7-2-1。

表 7-2-1　前列腺增生用药的分类

类别	代表药品
α_1 受体阻滞剂	特拉唑嗪、坦洛新、酚苄明
5α 还原酶抑制剂	非那雄胺、度他雄胺、依立雄胺
植物制剂	前列康、普适泰、舍尼通、通尿灵

1. 作用特点

（1）松弛平滑肌

α_1 受体阻滞剂具有松弛前列腺和膀胱括约肌的作用，可减小尿道闭合的压力，使排尿顺畅，能尽快解决患者的急性尿潴留症状，缓解尿不出的不愉快情绪，并使其入睡。

（2）缩小前列腺体积

前列腺增生用药可使前列腺上皮细胞萎缩，减小前列腺体积，进而改善增生症状。

（3）其他

5α 还原酶抑制剂还有促进头发生长、降低前列腺特异性抗原（PSA）的作用。

2. 典型不良反应

（1）一般反应

恶心、呕吐、头晕、轻度头痛、心悸、胃肠道刺激、皮肤反应等。

（2）直立性低血压

α_1 受体阻滞剂常引起直立性低血压（少有晕厥），少见外周性水肿。

（3）性功能障碍

主要表现为阳痿、性欲减退、射精困难、异常勃起及睾丸疼痛，还伴随有精子数量和精液量减少、精子活力减弱。

（4）其他

可导致肝功能障碍、黄疸及乳腺疾病。

3. 禁忌证

（1）妊娠期及哺乳期妇女、儿童禁用。

（2）对前列腺增生用药的任何成分过敏者禁用。

4. 药物相互作用

（1）α_1 受体阻滞剂与红霉素、酮康唑等 CYP3A4 抑制剂合用，需减少药物的用量；与利福平、卡马西平等 CYP3A4 诱导剂合用，需增加药物的用量；与 5α 还原酶抑制剂联用时会发生直立性低血压，增加晕厥风险。

（2）5α 还原酶抑制剂与高血压药物钙拮抗剂（硝苯地平、盐酸维拉帕米等）合用，会发生显著性低血压；与硝酸酯类药合用，会使血压急剧下降，易致心肌缺血，引起猝死。

二、用药照护

1. 关注用药指征

用药前应排除照护对象类似良性前列腺增生的疾病，如感染、前列腺癌，根据照顾对象检查报告上显示的前列腺体积的大小、前列腺特异性抗原的高低来观察是否可以应用 5α 还原酶抑制剂。照护期间及时检测前列腺特异性抗原，以防前列腺癌。

2. 掌握药物治疗的持续时间

（1）良性前列腺增生的症状具有循渐性和持续性，而 5α 还原酶抑制剂的作用是可逆的，必须长期甚至终身服药，不宜间断用药。

（2）非那雄胺、依立雄胺见效时间为 3 ~ 6 个月，起效比较慢；度他雄胺见效时间一般是 1 个月，起效较快。症状严重的照护对象建议选用度他雄胺。

3. 应对 5α 还原酶抑制剂所致的性功能障碍

用药前提醒照护对象此类药会导致性欲减退、勃起功能障碍，让照护对象自己选择。对于有保持性功能要求的照护对象，尽量不选用 5α 还原酶抑制剂。备孕、妊娠期女性避免接触此类药，避免接触正在服用此类药的男性精液，育龄照护者必须接触时需要佩戴乳胶手套。

4. 关注用药安全

对于发生眩晕、乏力、发汗的照护对象，应使其立即躺下，直至症状完全消失。当服用药物过量时，应使照护对象处于横卧位，照护者及时呼叫医生进行输液。具有排尿性晕厥的照护对象，不宜长期应用 α_1 受体阻滞剂。

照护对象服用特拉唑嗪期间应当小心，该药会引起嗜睡，服用后应避免驾车、操作重型机器等活动，建议睡前服用。

三、主要药品

1. 特拉唑嗪

用于具有轻度或中度高血压者及良性前列腺增生者，可单独使用，也可与噻嗪类利尿剂合用。口服，睡前服用，每日最大剂量不超过 10 mg。

2. 坦洛新

用于前列腺增多引起的轻度至中度排尿障碍，如尿频、夜尿多、排尿困难等。如果患者发生严重的尿潴留，则不可单独服用。口服，餐后服用。

3. 非那雄胺

用于控制良性前列腺增生症状及预防泌尿系统事件，降低发生急性尿潴留的危险性，降低需进行经尿道切除前列腺和前列腺切除术的危险性；还可用于男性秃发，促进头发生长并防止继续脱发。口服，疗程 6 个月。

4. 度他雄胺

用于治疗和控制中、重度良性前列腺增生症，降低急性尿潴留和手术的风险。口服，整粒吞服，不可掰开或嚼碎服用，达到效果需要连续服用 6 个月。

思考与练习

1. 简述前列腺增生用药的作用特点。
2. 简述前列腺增生用药的用药照护要点。
3. 简述特拉唑嗪的适应证。

课题三
治疗男性勃起功能障碍药

能力目标

- 能知晓治疗男性勃起功能障碍药的药理作用与临床评价。
- 能实施治疗男性勃起功能障碍药的用药照护。
- 能协助照护对象合理应用治疗男性勃起功能障碍药的主要药品。

男性勃起功能障碍是最常见的一种男性性功能障碍，指阴茎不能维持足够的勃起来完成满意的性生活，病程 3 个月以上。常见病因有精神因素、心理因素、器质性病变等。治疗男性勃起功能障碍的一线口服药主要是 5 型磷酸二酯酶抑制剂如西地那非。

一、药理作用与临床评价

1. 作用特点

（1）扩血管作用

5 型磷酸二酯酶抑制剂可以松弛海绵体内平滑肌，扩张海绵窦，增加血液流入而使阴茎勃起。

（2）轻度降压作用

5 型磷酸二酯酶抑制剂与硝酸酯类药同时服用可能会显著降低血压，引起心血管危险。

2. 典型不良反应

（1）常见头痛、面部潮红、消化不良、鼻塞、眩晕、背痛、肌痛和皮疹。

（2）视物模糊、复视或视觉蓝绿模糊。

3. 禁忌证

正在使用硝酸甘油、硝普钠或其他有机硝酸酯类药、鸟苷酸环化酶激动剂（利奥西呱）者，勃起功能正常者禁用。

4. 药物相互作用

5 型磷酸二酯酶抑制剂与硝酸酯类药合用，会发生严重的低血压；与西咪替丁、红霉素、克拉霉素、酮康唑、利托那韦合用，可影响该类药的肝脏代谢，故使用这些药时应减量。西地那非、伐地那非应避免与葡萄柚汁同服。

二、用药照护

1. 关注 5 型磷酸二酯酶抑制剂的药物相互作用

5 型磷酸二酯酶抑制剂具有扩张血管的作用，会增加硝酸酯类药的降压作用，正在使用降压药者禁用。服用西地那非或伐地那非后 24 h 内、他达拉非 48 h 内禁用硝酸酯类药。如果出现严重低血压，应采用头低位，并积极督促补液以增加血容量。

2. 注意特殊人群用药

（1）有视网膜 PDE2 的遗传性基因异常者慎用。

（2）低血压或高血压、心力衰竭、缺血性心脏病者慎用。

（3）出血性疾病或消化性溃疡活动期者慎用。

（4）睡眠相关呼吸疾病的患者使用此类药时应谨慎。

（5）阴茎解剖畸形者慎用。

（6）患有可引起阴茎持续勃起疾病者慎用。

（7）此类药会导致眼压升高，青光眼患者使用时应监测眼压。

（8）严重的肝肾功能障碍者使用该类药时要减少剂量，以减轻毒副作用。

（9）65 岁以上老年人及轻度肝肾功能障碍者减少剂量。

（10）如果照护对象持续勃起时间超过 4 h，应立即就医。如果异常勃起未及时处理，阴茎组织可能会受到损害，导致永久性勃起功能丧失。

3. 警惕诱发心脏疾病

对于高危照护对象，如不稳定心绞痛、未得到控制的高血压、严重的充血性心衰、高危心律失常者，不要使用 5 型磷酸二酯酶抑制剂，且性活动应该推迟。在性活动开始时如果出现心绞痛、头晕、恶心等症状，须终止性活动。

4. 关注对视力的影响

5 型磷酸二酯酶抑制剂对视力方面的影响是轻微和可逆的，但是飞行员要格外注意。飞行员及需要识别绿色或蓝色灯光的特殊职业者可选用他达拉非。若出现单眼或双眼突然视力丧失，应立即停止服用所有 5 型磷酸二酯酶抑制剂。

三、主要药品

1. 西地那非

用于勃起功能障碍。18 岁以上成年人在性活动前 0.5 ~ 4 h 内任何时候服用均可。24 h 内最多服用一次。

2. 伐地那非

用于勃起功能障碍。在性活动前 25 ~ 60 min（4 ~ 5 h 也可）服用，24 h 内最多服用 1 次。一日最大推荐剂量为 20 mg。

3. 他达拉非

用于勃起功能障碍。在进行性活动前服用，不受进食的影响。最大服药频率为每日 1 次。最好不要持续每日服用本品。

思考与练习

1. 简述治疗男性勃起功能障碍药的作用特点。
2. 简述治疗男性勃起功能障碍药的用药照护要点。
3. 简述西地那非的服用方法。

模块八

激素与内分泌系统药物

内分泌系统是由体内所有的内分泌腺和分布于全身各组织中的激素分泌细胞以及它们所分泌的激素构成的体液调节系统，与中枢神经系统密切联系。人体主要的内分泌腺有甲状腺、甲状旁腺、肾上腺、垂体、松果体、胰岛、胸腺和性腺等。本模块主要介绍性激素类药、甲状腺激素及抗甲状腺药、胰岛素及口服降糖药等常见的激素与内分泌系统药物。

课题一
性激素类药

能力目标

- 能知晓性激素类药的种类、药理作用与临床评价。
- 能实施性激素类药的用药照护。
- 能协助照护对象合理应用性激素类药的主要药品。

性激素是指由性腺分泌的甾体类激素，包括雄激素、雌激素和孕激素。临床应用的性激素类药主要为人工合成品及其衍生物。

一、雄激素

临床上常用的雄激素有甲睾酮、十一酸睾酮等。

1. 药理作用与临床评价

（1）作用特点

1）促进男性生殖器官发育成熟，促进精子生成成熟，促进男性第二性征形成，抑制女性雌激素分泌，具有抗雌激素作用。

2）促进蛋白质合成，增长肌肉，增加体重。

3）大剂量雄激素可促进肾脏分泌促红细胞生成素，也可直接刺激骨髓造血功能，促进红细胞生成。

（2）典型不良反应

1）长期使用可引起女性男性化、男性女性化，女性可出现痤疮、多毛、声音变粗、乳房回缩等改变，男性可发生性欲亢进、睾丸萎缩、射精量减少、阴茎异常勃起、乳房肿大等改变。

2）长期大剂量应用易导致胆汁淤积性肝炎，出现黄疸、肝功能异常。

（3）禁忌证

1）妊娠期及哺乳期妇女禁用。

2）对本品中任何成分过敏者禁用。

3）已确诊或被怀疑为前列腺癌或乳腺癌的男性禁用。

4）雄激素依赖性肿瘤患者禁用。

（4）药物相互作用

1）与环孢素、抗糖尿病药、左甲状腺素钠或抗凝素合用，能增强后者的作用活性及毒性。

2）与神经－肌肉阻滞剂合用，可减弱后者的作用。

2. 用药照护

在补充雄激素前，所有照护对象都应进行常规的前列腺直肠指检、前列腺特异性抗原测定及肝功能检查，排除患前列腺癌的可能。对于睾酮水平正常但有勃起功能障碍的照护对象，不建议使用此类药。处于青春期前及青春期的男孩应慎用雄激素，避免骨骺早闭及性早熟。如果用于建立正氮平衡，除使用药物外，照护者应注意改善照护对象的膳食，多给予高蛋白、高热量食物，提高其疗效。

长期应用雄激素治疗时，应注意观察是否有水钠潴留，观察是否出现体重上升、下肢水肿等现象。本类药所致同化作用可加强低血糖倾向，故应密切关注是否有出汗、颤抖、复视等低血糖症状。本类药还可引起血钙升高，因此应注意观察是否出现恶心、呕吐、便秘、多尿、昏睡等高钙症状。对于同时使用抗凝药的照护对象，应注意观察有无淤血、瘀斑等出血现象。若出现上述情况及与雄激素相关的不良反应，应及时联系医生，调整用药剂量。此外，对于卧床不起的照护对象，为避免出现高钙及结石，应协助多活动锻炼，控制饮食中钙的摄入量。

3. 主要药品

（1）甲睾酮

用于原发性或继发性男性性功能减退及绝经期后女性晚期乳腺癌的姑息治疗。口服或舌下含服。

（2）十一酸睾酮

用于原发性或继发性睾丸功能减退、男孩特质性青春期延迟、乳腺癌转移的姑息治疗、再生障碍性贫血的辅助治疗、中老年男子部分雄性激素缺乏综合征。口服，服用时应整个吞服，不可咀嚼。

二、雌激素

临床上常用的雌激素有雌二醇、炔雌醇、雌三醇等。

1. 药理作用与临床评价

（1）作用特点

1）促进未成年女性的子宫发育和乳腺腺管增生，维持成年女性的女性性征并参与月经周期。

2）小剂量雌激素可以促进促性腺激素分泌，促进排卵；大剂量雌激素可通过负反馈机制，抑制排卵和乳汁分泌。

3）有轻度的水钠潴留作用；能增加骨骼的钙盐沉积，加速骨骺闭合。大剂量能升高血清甘油三酯和磷脂，降低胆固醇和低密度脂蛋白。

（2）典型不良反应

1）常见厌食、恶心、呕吐、头昏等，偶见乳房触痛或增大、白带增多、阴道不规则出血、闭经、尿频、尿痛、头痛、血压升高、皮疹等。

2）长期大量使用可使子宫内膜过度增生。

3）还可导致高钙血症、水钠潴留、体重增加、甘油三酯升高、糖耐量下降等，增加血栓性静脉炎、静脉血栓栓塞性疾病的风险。

（3）禁忌证

1）已知或可疑妊娠妇女、哺乳期妇女禁用。

2）乳腺癌或生殖道恶性肿瘤者禁用。

3）雌激素依赖肿瘤如子宫内膜癌者禁用。

4）不明原因的阴道出血者禁用。

5）血栓性静脉炎、血栓栓塞性疾病、未确定的原发性子宫出血者禁用。

6）急慢性肝肾功能不全者、胆囊炎者、因充血性心力衰竭及肝肾疾病所致的水钠潴留者禁用。

（4）药物相互作用

1）与卡马西平、苯巴比妥、利福平等合用，可诱导肝微粒体酶，加快雌激素代谢，降低其效应。

2）与抗高血压药、抗凝药合用，可降低抗高血压、抗凝效应。

3）与三环类抗抑郁药合用，可增加抗抑郁药的不良反应，降低其应有的效应。

4）与钙剂合用，可促进其吸收。

2. 用药照护

在补充雌激素前，必须评估发生血栓事件、个体妇科肿瘤的风险，权衡使用利弊，可通过与孕激素合用降低风险。使用时宜从小剂量开始，逐渐增加剂量，以减轻厌食、恶心、呕吐、头昏等症状；尽可能使用最低有效剂量，缩短用药时间，以减少可能发生的不良反应。

长期应用雌激素治疗时，应注意观察是否发生水钠潴留、胆汁淤积性黄疸等，若有应及时告知医生。停药时避免骤停或锐减，而应逐步减量。

3. 主要药品

（1）雌二醇

用于各种原因所致的卵巢功能失调、雌激素水平低落引起的各种症状，如围绝经期综合征、原发性闭经、功能性子宫出血、前列腺癌等。对雌激素水平下降的妇女，有预防尿钙丢失、保护骨量、减少骨质疏松发生和降低骨折率的作用。口服制剂，子宫切除及绝经后的妇女可在任一天开始服药；如果仍有月经周期，则应在出血的第 5 天开始服药。贴剂，揭除贴片上的保护膜后立即贴于清洁干燥、无外伤的下腹部或臀部皮肤，贴片的部位应经常更换，同一部位皮肤不宜连续贴两次，不可贴于乳房。凝胶剂，每天早晨或晚间涂半剂量尺于手臂、肩部、头颈部、腹部、大腿部或脸部，禁用于乳房、外阴和阴道黏膜，涂后约 2 min 即干，无刺激、无色或乳白色、无味，沐浴后使用最好。

（2）炔雌醇

用于因雌激素不足导致的女性性腺功能不良、闭经、更年期综合征等，也用于晚期乳腺癌（绝经后妇女）、晚期前列腺癌的治疗。与孕激素类药合用，能抑制排卵，可作为避孕药。口服。

（3）雌三醇

用于妇女自然绝经或手术绝经后因内源性雌激素分泌不足所引起的萎缩性阴道炎和泌尿生殖道萎缩。栓剂：晚上睡前洗净双手及外阴，去掉药物的外包装，撕开压膜，取出药栓，戴上指套将药物轻柔地推入阴道深处。软膏剂 / 乳膏剂：晚上就寝之前通过用药器将药物送至阴道。

三、孕激素

临床常用的孕激素主要有黄体酮、甲羟孕酮等。

1. 药理作用与临床评价

（1）作用特点

1）月经后期，在雌激素作用的基础上促进子宫内膜继续增厚、充血、腺体增生并产生分支，由增殖期转为分泌期，利于受精卵着床和胚胎发育。在妊娠期可抑制子宫收缩，降低子宫对缩宫素的敏感性，有保胎作用。

2）大剂量黄体酮可以抑制排卵；与雌激素合用，可促进乳腺腺泡发育，为哺乳做准备。

3）可产生利尿作用。此外，黄体酮是肝药酶的诱导剂，可以促进药物代谢；可以促进蛋白质的分解，增加尿素氮的排泄。

4）具有轻度升高体温作用和抗雄激素作用。

（2）典型不良反应

常见子宫出血、月经不规则、宫颈分泌物性状改变，长期应用可引起子宫内膜萎缩，导致月经减少或闭经，并易诱发阴道真菌感染。偶见恶心、呕吐、头痛、体重增加、血糖升高、高钙血症，罕见心悸、心肌梗死、心动过速、水肿。

（3）禁忌证

1）肝肾功能不全者、胆囊疾病患者、心血管疾病患者、有血栓病史者禁用。

2）不明原因的阴道出血者、动脉疾患高危患者、乳腺癌患者禁用。

3）性激素依赖的恶性肿瘤者禁用。

（4）药物相互作用

苯巴比妥、苯妥英钠、利福平等对细胞色素 P450 具有诱导作用，可以削弱本类药的药效；酮康唑或其他细胞色素酶的抑制剂可能增加本类药的血药浓度。

2. 用药照护

选择孕激素保胎时，应谨慎使用黄体酮和炔诺酮类药，避免发生生殖道畸形和造成女性胎儿男性化。长期大量应用孕激素，可能会增加患抑郁症的风险，妊娠 4 个月内有精神抑郁史及产后抑郁症者应慎用。

大剂量使用炔诺酮可引起肝功能障碍，照护者在协助用药时应密切关注照护对象的肝功能指标，如有异常应及时联系医生。

3. 主要药品

（1）黄体酮

用于先兆流产和习惯性流产、经前期综合征、无排卵性功血和无排卵性闭经，与雌激素联合使用治疗更年期综合征。口服，每次剂量不得超过 200 mg，服药时间最好远离进餐时间。

（2）甲羟孕酮

用于月经不调、功能性子宫出血及子宫内膜异位症等，还可用于晚期乳腺癌、子宫内膜癌。口服。

思考与练习

1. 简述性激素类药的种类及作用特点。
2. 简述雄激素的禁忌证。
3. 简述雌激素的用药照护要点。
4. 简述黄体酮的适应证。

课题二
甲状腺激素及抗甲状腺药

能力目标

- 能知晓甲状腺激素及抗甲状腺药的种类、药理作用与临床评价。
- 能实施甲状腺激素及抗甲状腺药的用药照护。
- 能协助照护对象合理应用甲状腺激素及抗甲状腺药的主要药品。

甲状腺激素是人体内分泌系统中的关键激素，对维持机体正常发育、控制全身基础代谢状态、维持体温有重要作用。当其分泌不足或缺乏时，可导致甲状腺功能减退症，此时需补充甲状腺激素；当其分泌过多时，可导致甲状腺功能亢进症，此时需用抗甲状腺药进行治疗。

一、甲状腺激素

甲状腺激素是甲状腺合成和分泌的激素，包括四碘甲状腺原氨酸（T4）和三碘甲状腺原氨酸（T3），两者作用性质相同，但作用强度与持续时间不同。前者作用弱而慢，维持时间较长，半衰期为 5 天；后者作用快而强，维持时间短，半衰期为 2 天。临床上常用的甲状腺激素为左甲状腺素钠片和甲状腺片。

1. 药理作用与临床评价

（1）作用特点

1）维持生长发育：可促进蛋白质合成、骨骼及中枢神经系统发育。

2）促进代谢：促进碳水化合物、脂肪、蛋白质、电解质等代谢，增加耗氧量，提高基础代谢，产热增多。

3）提高交感－肾上腺系统敏感性：可提高机体对儿茶酚胺类物质的反应性，

故甲亢患者可出现心率加快、血压升高、心排血量增加等交感神经兴奋的症状。

（2）典型不良反应

用量适当时无任何不良反应，使用过量则可引起心动过速、心悸、心绞痛、心律失常、头痛、神经质、兴奋、不安、失眠、骨骼肌痉挛、肌无力、震颤、出汗、潮红、怕热、腹泻、呕吐、体重减轻等类似甲状腺功能亢进症的症状。对于儿童，甲状腺激素使用过量易导致骨成熟加速。

（3）禁忌证

非甲状腺功能低下性心力衰竭、快速性心律失常和近期出现心肌梗死者禁用，对甲状腺激素过敏者禁用。

（4）药物相互作用

1）与抗凝药、苯妥英钠、拟交感性药物、强心苷合用，可增加后者效应，减少后者用量；与口服避孕药、抗惊厥药合用，需增加本品用量。

2）与含铝镁的药物、铁剂、碳酸钙、阿司匹林、地高辛、考来烯胺等合用，会减少左甲状腺素钠在肠道的吸收，故应避免合用。

2. 用药照护

永久性甲状腺功能减退者要进行终身替代治疗，服药时必须严格遵医嘱按时按量服用，应在每日固定时间服用甲状腺激素。由于甲状腺激素的吸收易受饮食中钙、铁等金属离子的影响，因此最好在晨起空腹时服用，以保证稳定的激素水平，避免夜间失眠的发生。对伴有心血管功能缺陷的甲状腺功能减退者，应注意观察是否出现心肌缺血或心律失常，防止用药过快或过量。治疗期间应定期检查甲状腺功能，若达到稳定疗效，不得随意更换药物品牌。服药期间一旦出现胸痛、心悸、出汗、精神紧张、呼吸短促或其他过量服药症状，以及循环系统疾病加重等情况，应立即告知医生。

妊娠期妇女在甲状腺替代治疗期间，应严密监测激素水平，避免甲状腺功能过低或过高，防止对胎儿造成不良影响。儿童在服药期间，监护人应注意观察其身高，避免因骨骺过早闭合而产生畸形。

3. 主要药品

（1）左甲状腺素钠片

用于甲状腺激素缺乏的替代治疗。口服。

（2）甲状腺片

用于黏液性水肿及各种原因引起的甲状腺功能减退症，还可用作甲状腺功能诊断药。口服。

二、抗甲状腺药

抗甲状腺药是指能通过阻碍甲状腺激素合成或改变组织对甲状腺激素的反应性，而暂时或长期消除甲亢症状的药物。

1. 药理作用与临床评价

常用的抗甲状腺药包括硫脲类药、碘及碘化物、放射性碘等，具体见表 8-2-1。

表 8-2-1　抗甲状腺药的分类、药理作用与临床评价

<table>
<tr><th colspan="2">类别</th><th>代表药品</th><th>作用特点</th><th>典型不良反应</th><th>禁忌证</th><th>药物相互作用</th></tr>
<tr><td rowspan="2">硫脲类药</td><td>硫氧嘧啶类药</td><td>甲硫氧嘧啶、丙硫氧嘧啶</td><td rowspan="2">①抑制甲状腺激素的合成
②硫氧嘧啶类药口服吸收迅速，1 ~ 2 h 血药浓度即可达到峰值，更适用于妊娠期甲亢患者
③咪唑类药口服吸收慢，8 h 左右血药浓度可达到峰值，作用维持时间较硫氧嘧啶类药长。其中，甲巯咪唑较丙硫氧嘧啶作用强；卡比马唑需在体内水解转化为甲巯咪唑后方可发挥作用，作用开始较慢、维持时间较长，不适用于甲状腺危象</td><td rowspan="2">①消化道反应，如厌食、腹泻、呕吐等
②过敏反应，如皮疹、瘙痒等
③粒细胞缺乏症：老年人易发生，具有潜在致死性，多见于甲硫氧嘧啶、卡比马唑
④甲状腺肿和甲状腺功能减退：药物过量时导致</td><td rowspan="2">①硫脲类抗甲状腺药间存在交叉过敏反应，对硫氧嘧啶类药过敏者禁用咪唑类药
②对本品中任何成分过敏者禁用
③孕妇慎用，哺乳期妇女、甲状腺癌患者禁用</td><td rowspan="2">①与口服抗凝药合用，可致后者疗效增加
②磺胺类药、对氨基水杨酸、保泰松、巴比妥类药、酚妥拉明、妥拉唑林、维生素 B_{12}、磺酰脲类药等可引起甲状腺肿大的药与硫脲类药合用时需注意
③摄入高碘食物或药物可使抗甲状腺药需要量增加或用药时间延长，故在服用本品前应避免服用碘剂</td></tr>
<tr><td>咪唑类药</td><td>甲巯咪唑、卡比马唑</td></tr>
</table>

续表

类别	代表药品	作用特点	典型不良反应	禁忌证	药物相互作用
碘及碘化物	复方碘溶液、碘化钾片	①小剂量碘促进甲状腺激素的合成 ②大剂量碘（> 6 mg/d）有抗甲状腺作用，起效快而强，适用于甲状腺危象，不能作为常规的抗甲状腺药	①过敏反应：如血管神经性水肿、上呼吸道水肿，严重者有喉头水肿 ②慢性碘中毒：表现为口腔及咽喉不适、唾液分泌增多等 ③甲状腺功能紊乱：药物过量时导致	①对碘过敏者禁用 ②妊娠期及哺乳期妇女、婴幼儿禁用	①与抗凝药、茶碱、地高辛、美托洛尔、普萘洛尔等合用时应注意 ②与碘-131合用，将减少甲状腺组织对后者的摄取
放射性碘	碘-131	①破坏甲状腺组织细胞 ②碘-131的半衰期为5天，其放射在56天内能消除99%以上	①放射性甲状腺炎 ②诱发甲状腺危象，常见于未控制的甲亢重症患者 ③甲状腺功能低下	①伴发急性心肌梗死或急性肝炎者禁用 ②妊娠期及哺乳期妇女、婴幼儿禁用	尚无文献报道

2. 用药照护

甲亢属于慢性疾病，治疗周期通常分为控制期、减量期和维持期，时间较长，有家族史、治疗复发者治疗时间需延长。患者应遵医嘱按疗程和剂量服药，在服药过程中学会观察服药后有无心率加快、兴奋、烦躁等甲状腺功能亢进和怕冷、乏力、水肿、嗜睡、体重增加过快等甲状腺功能减退的症状和体征，如有应及时联系医生，以提供调整药量的依据。服药期间前三个月应每周查 1 次血常规，后期每隔 1 ~ 2 个月检测甲状腺功能，每天清晨起床前自测脉搏、体温并记录。若出现高热、恶心、呕吐、不明原因腹泻、突眼加重等现象，应及时就诊，警惕甲状腺危象的可能。

碘或碘化物制剂应在饭后口服，以减少胃肠道刺激，可将其溶于果汁或牛奶里服用，避免刺激性物质对牙齿的侵蚀。服用过程中应密切观察是否有碘中毒现象，一旦出现应立即联系医生。

3. 主要药品

（1）丙硫氧嘧啶片、甲巯咪唑

用于各种类型的甲状腺功能亢进症，尤其适用于：病情较轻，甲状腺轻至中度肿大者；青少年及儿童、老年患者；甲状腺手术后复发，又不适用于放射性碘-131治疗者。也用于甲状腺危象的治疗及甲亢的术前准备。口服。

（2）复方碘溶液

小剂量碘剂可防治单纯甲状腺肿，大剂量碘剂可用于甲亢术前准备；也可配合硫脲类药使用，用于甲状腺危象。一般口服。

思考与练习

1. 简述抗甲状腺药的种类及作用特点。
2. 简述甲状腺激素的禁忌证。
3. 简述甲状腺激素与抗甲状腺药的用药照护要点。

课题三
胰岛素及口服降糖药

能力目标

- 能知晓胰岛素及口服降糖药的种类、药理作用与临床评价。
- 能实施胰岛素及口服降糖药的用药照护。
- 能协助照护对象合理应用胰岛素及口服降糖药的主要药品。

糖尿病是指因胰岛素分泌不足和（或）胰岛素作用障碍导致的以慢性高血糖为特征的代谢性疾病，其中胰岛素依赖型（1 型）糖尿病的常规治疗方法为定期注射胰岛素及其类似物，非胰岛素依赖型（2 型）糖尿病的常规治疗药主要为口服降糖药。目前常用的口服降糖药可分为胰岛素分泌促进剂、胰岛素增敏剂、双胍类药和 α 葡萄糖苷酶抑制剂。

一、胰岛素

目前使用的药用胰岛素多通过基因工程技术进行制备。胰岛素制剂的分类见表 8-3-1。

表 8-3-1 胰岛素制剂的分类

分类	代表制剂	用药途径	起效时间	达峰时间	持续时间	用药时间
超短效胰岛素	门冬胰岛素	皮下	10 ~ 20 min	40 min	4 ~ 5 h	餐前 10 min，一日 3 次
	赖脯胰岛素	皮下	15 min	30 ~ 60 min	4 ~ 5 h	餐前 10 min，一日 3 次

续表

分类	代表制剂	用药途径	起效时间	达峰时间	持续时间	用药时间
短效胰岛素	普通胰岛素	皮下 / 肌内 / 静脉 / 滴注	30 min（皮下）	2 ~ 4 h（皮下）	6 ~ 8 h（皮下）	餐前 15 ~ 30 min，一日 3 ~ 4 次
中效胰岛素	低精蛋白锌胰岛素	皮下	2 ~ 4 h	8 ~ 12 h	18 ~ 24 h	早餐或晚餐前 30 ~ 60 min，一日 1 ~ 2 次
长效胰岛素	精蛋白锌胰岛素	皮下	3 ~ 4 h	12 ~ 20 h	24 ~ 36 h	早餐前 30 ~ 60 min，一日 1 次
超长效胰岛素	甘精胰岛素	皮下	2 ~ 3 h	无峰	> 30 h	睡前 30 ~ 60 min，一日 1 次
预混胰岛素	诺和灵 50R	皮下	0.5 h	2 ~ 3 h	10 ~ 24 h	早餐前 30 min，一日 1 次

1. 药理作用与临床评价

（1）作用特点

1）加速葡萄糖的利用，抑制糖原分解和糖异生，从而降低血糖。

2）促进脂肪合成，抑制其分解，从而减少酮体生成，纠正酮症酸血症的各种症状。

3）增加氨基酸转运，促进蛋白质合成，抑制其分解。

4）与葡萄糖合用，可促进钾离子向组织细胞内转运，有利于纠正细胞内缺钾症状。

（2）典型不良反应

1）低血糖反应：胰岛素治疗中最常见、最严重的不良反应，多由于胰岛素使用过量、未按时进餐、运动过多导致。轻者表现为饥饿、脉搏增快、出汗、心悸、头晕等，重者可出现惊厥、昏迷、休克甚至死亡。

2）过敏反应：多见于动物来源的胰岛素与非纯化胰岛素，临床表现为注射局部出现红斑、麻疹、皮肤瘙痒等局部过敏反应和过敏性紫癜、血管神经性水肿等全身过敏反应。

3）胰岛素抵抗：无酮症酸中毒的情况下，一日胰岛素用量 > 200 U 且无并发症，持续 48 h 以上即为胰岛素抵抗。

4）脂肪萎缩：长期反复在同一个部位注射，可导致注射部位出现脂肪萎缩、硬结。

（3）禁忌证

1）对胰岛素过敏者和低血糖者禁用。

2）对鱼精蛋白过敏者禁用精蛋白锌胰岛素和低精蛋白锌胰岛素。

3）肝硬化、溶血性黄疸、胰腺炎、肾炎等患者禁用门冬胰岛素、精蛋白锌胰岛素等。

（4）药物相互作用

与抗凝药、水杨酸盐、磺胺类药、氨甲蝶呤合用，可增强胰岛素作用；蛋白同化激素能降低葡萄糖耐量，增强胰岛素作用；口服降血糖药与胰岛素有协同作用。肾上腺素、糖皮质激素、胰高血糖素、甲状腺激素、生长激素等可使血糖升高，与胰岛素合用时应调整药物或胰岛素的用量。

2. 用药照护

指导照护对象熟悉各种胰岛素的名称、剂型、作用时间等信息，使其及家属掌握正确的用药方法，在使用时应严格按照医嘱执行。对于不同规格的胰岛素，应注意匹配注射器与胰岛素浓度。当混合使用中、短效胰岛素或长、短效胰岛素时，应先抽吸短效胰岛素，再抽吸中、长效胰岛素，混合均匀，切忌反向操作。

常见的注射工具有胰岛素笔、胰岛素泵和胰岛素专用注射器。使用胰岛素笔时要注意笔芯与笔相互匹配，每次注射前确认笔内是否有足够的剂量、药液是否变质等。使用胰岛素泵时应定期更换导管，避免感染和针头堵塞。使用胰岛素专用注射器时，应在每次使用前更换针头，使用后丢弃针头。

采用皮下注射用药时，应严格进行无菌操作，防止发生感染，宜选择腹壁、大腿、三角肌区域和臀肌等皮肤疏松部位，其中腹部吸收最快。为避免注射部位脂肪萎缩，建议经常更换注射部位，如果在同一区域反复注射，必须在与上一次注射部位相距 1 cm 以上且无硬结处。当出现硬结时，可热敷，但应注意避免烫伤。

指导照护对象及家属正确保存胰岛素，未开封的胰岛素应在 2 ~ 10 ℃环境中保存，已开封使用的胰岛素可在室温下（最高 25 ℃）保存 4 ~ 6 周。在保存过程中应避免过冷、过热、太阳直晒、剧烈晃动等，忌冷冻保存。

指导照护对象在使用胰岛素时应定时定量进餐，若进餐量减少，应相应减少胰岛素剂量。运动前应增加额外的碳水化合物摄入，避免低血糖。此外，酒精也能间接导致低血糖，故应告知照护对象避免酗酒和空腹饮酒。

3. 主要药品

（1）门冬胰岛素

用于治疗糖尿病。本品一般应与中效或长效胰岛素合并使用。

（2）普通胰岛素

主要用于糖尿病，特别是胰岛素依赖型糖尿病，即重型、消瘦、营养不良者，轻、中型经饮食和口服降糖药治疗无效者，重度感染、消耗性疾病者，进行性视网膜、肾、神经等病变者，以及急性心肌梗死、脑血管意外者，合并妊娠、分娩及大手术者；也用于纠正细胞内缺钾。一般为皮下注射，一日 3 ~ 4 次。早餐前用量最多，午餐前次之，晚餐前又次之，夜宵前用量最少。

（3）精蛋白锌胰岛素

用于一般中轻度糖尿病患者，重症须与胰岛素合用。皮下注射。

二、胰岛素分泌促进剂

胰岛素分泌促进剂可促进胰岛 β 细胞分泌胰岛素，增加体内胰岛素水平，降低血糖。根据其化学结构可分为磺酰脲类降糖药和非磺酰脲类降糖药，前者的常用药主要包括格列本脲、格列吡嗪、格列齐特、格列喹酮和格列美脲，后者的常用药主要包括瑞格列奈和那格列奈。

1. 药理作用与临床评价

（1）作用特点

1）磺酰脲类降糖药：可降低正常人的血糖，对胰岛功能尚存的患者有效，对胰岛功能完全丧失或胰腺切除者无效；对空腹血糖为 8 ~ 9 mmol/L 的早期 2 型糖尿病患者效果较好，对空腹血糖高于 10 ~ 12 mmol/L 的患者建议与胰岛素或胰岛素增敏剂、α 葡萄糖苷酶抑制剂合用。常用药的降糖效应依次为格列美脲 > 格列本脲 > 格列吡嗪 > 格列喹酮 > 格列齐特，其中格列美脲、格列本脲降低空腹血糖效果较佳，格列吡嗪、格列喹酮降低餐后血糖效果较好。

2）非磺酰脲类降糖药：与磺酰脲类降糖药相比，具有吸收快、起效快、作用时间短等特点，既可降低空腹血糖，又可降低餐后血糖，是一类新型的餐时血糖调节剂，较适用于以餐后血糖升高为主的 2 型糖尿病患者和老年糖尿病及糖尿病肾病患者。

（2）典型不良反应

1）磺酰脲类降糖药常见的不良反应有低血糖反应，多因药物过量导致，尤以格列本脲多见，药物减量后即消失。另外常见恶心、呕吐、厌食、腹泻等胃肠道反应，与食物同服可减少胃肠道反应。

2）非磺酰脲类降糖药与磺酰脲类降糖药等其他类型的降糖药相比，不良反应发生率低，常见低血糖反应、体重增加、呼吸道感染、类流感样症状等，一般较轻微，低血糖的风险和程度较磺酰脲类降糖药轻。

（3）禁忌证

1 型糖尿病患者、2 型糖尿病合并急性严重代谢紊乱（如酮症酸中毒、高渗性昏迷）者、严重肝肾功能不全者、对本品任一成分过敏者、妊娠期或哺乳期妇女、儿童禁用胰岛素分泌促进剂。2 型糖尿病胰岛 β 细胞功能衰竭者、晚期尿毒症者禁用磺酰脲类降糖药。

（4）药物相互作用

1）磺酰脲类降糖药：与保泰松、水杨酸类药、吲哚美辛、磺胺类药、青霉素、双香豆素、磺吡酮类抗痛风药、乙醇等合用，会引起低血糖反应；糖皮质激素、噻嗪类利尿药、苯妥英钠、左甲状腺素钠、肾上腺素、口服避孕药等对磺酰脲类降糖药有拮抗作用。

2）非磺酰脲类降糖药：与单胺氧化酶抑制剂、血管紧张素转换酶抑制剂、非甾体抗炎药、非选择性 β 受体阻断药、奥曲肽、乙醇等合用，可增加其降血糖作用；与口服避孕药、噻嗪类利尿药、左甲状腺素钠等合用，可减弱其降糖作用。不可与磺酰脲类降糖药合用。

2. 用药照护

叮嘱照护对象应在餐前服药，在用餐时服用会影响药物吸收、延缓起效时间；若进餐量减少或不思食时，应减少药量或不服药。劝诫照护对象在服药期间戒酒，避免降血糖效果增强，防止出现腹痛、恶心、呕吐、低血糖等。

指导照护对象关注磺酰脲类降糖药存在的“继发失效”现象，若在服药实现血糖控制后出现疗效逐渐下降、不能有效控制血糖时，应及时就医，换用或加用其他口服降糖药及胰岛素进行治疗。

3. 主要药品

（1）格列本脲

用于单用饮食控制疗效不满意的轻、中度 2 型糖尿病。口服。

（2）格列吡嗪

用于经饮食控制及体育锻炼 2 ~ 3 个月疗效不满意的轻、中度 2 型糖尿病。口服。对于已使用其他口服磺酰脲类降糖药者，应在停用其他磺酰脲类降糖药 3 天，复查血糖后开始服用本品。最大日剂量不超过 30 mg。

（3）格列美脲

用于单纯饮食控制和锻炼未能控制血糖的 2 型糖尿病。口服，一般一日 1 次顿服即可。建议早餐前不久或者早餐中服用，以适量的水整片吞服；若不吃早餐，则于第一次正餐前不久或者餐中服用，如果漏服一次，不能以加大下次服药剂量来纠正。

（4）瑞格列奈

用于饮食控制、降低体重与运动不能有效控制高血糖的 2 型糖尿病。与二甲双胍合用，对控制血糖有协同作用。餐前服用。单次最大推荐剂量为 4 mg，但最大日剂量不应超过 16 mg。

（5）那格列奈

可单独用于经饮食和运动不能有效控制高血糖的 2 型糖尿病，也可与二甲双胍合用用于使用二甲双胍不能有效控制高血糖的 2 型糖尿病。不适用于磺脲类降糖药治疗效果不理想的 2 型糖尿病。主餐前 15 min 服用。

三、胰岛素增敏剂

胰岛素增敏剂能有效增强胰岛素敏感性，促进胰岛素充分利用，从而刺激体内葡萄糖的吸收，降低血糖。该类药主要为噻唑烷二酮类降糖药。

1. 药理作用与临床评价

（1）作用特点

噻唑烷二酮类降糖药可明显降低空腹血糖及胰岛素和 C- 肽水平，对餐后血糖和胰岛素有明显的降低作用。

（2）典型不良反应

常见嗜睡、腹泻、恶心、呕吐、贫血、血红蛋白降低、血容量增加、血细胞比容降低等，在开始治疗 4 ~ 12 周尤为明显。骨关节系统常见背痛、肌痛、肌磷酸激酶增高等，还可增加女性前臂、手腕、足、踝等处骨折的风险。

（3）禁忌证

心功能Ⅲ级和Ⅳ级心力衰竭者、有心力衰竭史者、严重肾功能障碍者、感染者、2 型糖尿病合并有活动性肝脏疾患的临床表现者、对本品任一成分过敏者、妊娠期或哺乳期妇女、未满 18 岁的青少年、儿童禁用。

（4）药物相互作用

噻唑烷二酮类降糖药慎与吉非贝齐、利福平合用。

2. 用药照护

胰岛素增敏剂仅在有胰岛素存在的情况下才发挥抗高血糖的作用，不适用于 1 型糖尿病患者或糖尿病酮酸中毒者。

在使用噻唑烷二酮类降糖药时，应密切观察有无水肿、体重增加等不良反应发生，一旦出现应及时告知医生，立即停药。其中，罗格列酮起效较慢，应在服药 8 ~ 12 周后进行疗效评价和剂量调整。

3. 主要药品

吡格列酮：可单独用于经饮食和运动不能有效控制高血糖的 2 型糖尿病，也可与二甲双胍合用，用于使用二甲双胍不能有效控制高血糖的 2 型糖尿病。不适用于磺脲类降糖药治疗效果不理想的 2 型糖尿病。口服。如果患者对单药治疗反应不佳，应考虑联合用药。一般而言，与二甲双胍合用时，二甲双胍无须降低剂量也不会引起低血糖。

四、双胍类药

双胍类药不刺激胰岛素的分泌，对胰岛功能正常或已丧失的糖尿病患者均有降血糖作用，但无法降低正常人的血糖。其常用药主要为二甲双胍。

1. 药理作用与临床评价

（1）作用特点

双胍类药可增加基础代谢状态下糖的无氧酵解，减少糖原生成和肝糖输出，改善机体对胰岛素的敏感性。目前国内外权威的糖尿病指南均将二甲双胍推荐为 2 型糖尿病患者控制高血糖的一线首选药物。

（2）典型不良反应

常见厌食、口苦、胃胀、乏力、腹部不适等，减量或停药后可消失。初期用药时可出现低血糖反应，故宜从小剂量开始逐渐加大剂量。

（3）禁忌证

2 型糖尿病合并酮症酸中毒者、肝肾功能不全者、严重心肺疾病患者、静脉肾盂造影或动脉造影前或重大手术以及临床有低血压和缺氧情况者、维生素 B_{12} 或叶酸或铁缺乏者、营养不良或脱水等全身情况较差者、对本品中任一成分过敏者、妊娠期及哺乳期妇女、酗酒者禁用。

（4）药物相互作用

避免与含碘造影剂、甲氧氯普胺、罗非昔布合用，慎与依那普利、头孢氨苄等合用。

2. 用药照护

告知照护对象多数人开始使用二甲双胍时易出现不耐受性，多表现为腹泻和腹痛，建议其在餐中或餐后服药，从小剂量开始，可有效减轻用药后的不适症状。服用二甲双胍通常需要 2 ~ 3 周方能达到降糖疗效，切忌急于求成。服药期间忌饮酒，防止增加二甲双胍的降糖作用，避免出现低血糖。若需要接受外科手术或造影剂增强的影像学检查，应暂停口服该类药。

3. 主要药品

二甲双胍：用于单纯饮食及体育活动不能有效控制的 2 型糖尿病，特别是肥胖的 2 型糖尿病。对于 1 型或 2 型糖尿病，本品与胰岛素合用可增加胰岛素的降血糖作用，减少胰岛素用量，防止低血糖发生。成人最大推荐剂量为 2.55 g。一日剂量超过 2 g 时，为了更好地耐受，药物最好随三餐分次服用。

五、α 葡萄糖苷酶抑制剂

α 葡萄糖苷酶抑制剂可延缓碳水化合物的吸收，降低餐后高血糖，其常用药主要包括阿卡波糖和伏格列波糖。

1. 药理作用与临床评价

（1）作用特点

α 葡萄糖苷酶抑制剂降糖平稳，安全性高，在缓解糖尿病患者餐后高血糖方面优于磺酰脲类降糖药，适用于糖耐量异常阶段、早期、以碳水化合物为主要食物成分和餐后血糖升高为主的糖尿病患者，是少数可干预糖耐量受损的口服降糖药之一，适用于老年人，适合中国及亚洲人群的饮食食谱。

（2）典型不良反应

常见胃胀、腹胀、排气增加、腹痛、胃肠痉挛性疼痛等胃肠道反应，少见血清转氨酶升高、贫血等全身不良反应，但不伴有其他肝功能改变。与磺酰脲类降糖药或胰岛素合用，可引起低血糖。

（3）禁忌证

1）不单独用于治疗 1 型糖尿病和重型 2 型糖尿病。

2）慢性腹泻者、慢性胰腺炎者、肝硬化者、消化性溃疡者、严重胃肠功能紊乱者、酮症酸中毒等急性并发症者、严重肾功能不全者、严重感染者、手术前后或严重创伤者、妊娠期或哺乳期妇女、儿童禁用。

（4）药物相互作用

肠道吸附剂、考来酰胺、消化酶类抑制剂可拮抗 α 葡萄糖苷酶抑制剂的作用，故应避免同时服用。与地高辛、华法林合用，可影响后者的吸收，应及时调整后者的剂量。

2. 用药照护

服用药物时，应与第一口饭同时服用。若照护对象在使用过程中出现胀气、腹泻等症状，照护者应指导其通过控制饮食、缓慢增加药物剂量来减轻反应程度。服药 4 ~ 8 周后疗效不明显时，可以考虑增加剂量，但若严格地坚持糖尿病饮食后仍有不适，则不能再增加剂量。单独服用本药不会导致低血糖，但与磺酰脲类降糖药或胰岛素合用可引起低血糖，一旦发生，应直接口服或静脉注射葡萄糖，食用蔗糖或淀粉类食物纠正效果差。

在服用药物期间密切关注转氨酶等肝功能指标，一旦指标异常应及时就医，停用药物。使用伏格列波糖时，若照护对象为严重肝硬化者，用药时应指导其观察排便情况，若发现异常应立即停药，并联系医生及时处理。

3. 主要药品

（1）阿卡波糖

配合饮食控制用于 2 型糖尿病，也用于降低糖耐量异常者的餐后血糖。用餐前即刻整片吞服，或与前几口食物一起咀嚼服用。

（2）伏格列波糖

用于改善糖尿病餐后高血糖。餐前口服，服药后即刻进餐。

思考与练习

1. 简述胰岛素的用药照护要点。
2. 简述磺酰脲类降糖药的作用特点。
3. 简述二甲双胍的禁忌证。
4. 简述阿卡波糖的服用方法。

模块九

神经系统药物

神经系统疾病是指由炎症、血管病因、外伤、肿瘤等多种原因导致的脑、脊髓、周围神经、骨骼肌等的病变，常伴随意识、认知、情感、运动、感觉、反射等神经系统功能异常。神经系统药物主要通过影响中枢传递的不同环节（递质、受体、信号传导等）发挥作用。本模块主要对中枢兴奋药、镇静催眠药与抗焦虑药、镇痛药、抗精神失常药、抗癫痫药、抗帕金森药等神经系统药物进行介绍。

课题一 中枢兴奋药

能力目标

- 能知晓中枢兴奋药的药理作用与临床评价。
- 能实施中枢兴奋药的用药照护。
- 能协助照护对象合理应用中枢兴奋药的主要药品。

中枢兴奋药是指能提高中枢神经系统机能活动的药物。根据其作用的部位不同，可分为大脑皮层兴奋药、呼吸中枢兴奋药和脑功能恢复药。本类药随着剂量增大，其中枢兴奋作用增强、兴奋范围扩大，过量时会引起中枢神经系统各部位广泛兴奋，导致晕厥甚至死亡，因此在使用过程中应注意控制用量，确保用药安全。

一、大脑皮层兴奋药

大脑皮层兴奋药是一类在临床治疗剂量下可选择性兴奋大脑皮层，并能提高中枢神经系统机能活动的药物。以下以其主要代表药品咖啡因为例进行介绍。

1. 药理作用与临床评价

（1）作用特点

咖啡因使用小剂量（50 ~ 200 mg）时可使睡意消失、疲劳减轻、精神振奋、思维改善、工作学习效率提高；使用较大剂量（超过 250 mg）时，可对呼吸中枢和血管运动中枢起到直接兴奋作用，使呼吸加深加快，血压升高，微循环改善。咖啡因主要用于对抗中枢抑制状态，如严重传染病、镇静催眠药过量引起的昏睡及呼吸循环抑制等。此外，咖啡因还常配伍麦角胺用于治疗脑血管扩张导致的偏头痛，配伍解热镇痛药用于治疗一般性头痛。

（2）典型不良反应

常见胃部不适、恶心、呕吐、头痛及失眠等。长期习惯性地过多服用，可出现头痛、紧张、不安、激动、焦虑、心悸，久用可产生依赖性。过量也可引起惊厥，尤其是对于高热状态下的婴儿。

（3）禁忌证

胃溃疡者禁用。

（4）药物相互作用

与异烟肼和甲丙氨酯合用，能促使其增效；与口服避孕药合用，有可能减慢其清除率。

2. 用药照护

口服咖啡因对胃肠道有刺激性，可增加胃液分泌，因此有消化性溃疡者不宜长期使用，此外应避免或少饮含咖啡因的饮料。对于处于高热状态的小儿，家长应避免使用咖啡因复方制剂退热。久用咖啡因可产生依赖性，停药后会出现兴奋、头痛等症状，应在医生指导下调整药量，正确应对停药过程中出现的症状，避免惊慌。

3. 主要药品

安钠咖片：用于中枢性呼吸及循环功能不全，也用于麻醉药或催眠药中毒等的昏迷状态。口服，饭后服用或遵医嘱。

二、呼吸中枢兴奋药

呼吸中枢兴奋药是一类在临床治疗剂量下主要兴奋呼吸中枢，用于解除或改善呼吸抑制状态的药物。以下以其主要代表药品尼可刹米为例进行介绍。

1. 药理作用与临床评价

（1）作用特点

尼可刹米可选择性地直接兴奋呼吸中枢，也可反射性地兴奋呼吸中枢。皮下注射、肌内注射后吸收好，起效快，作用温和，安全范围大，但一次静脉注射作用维持时间短，仅 5 ~ 10 min，需反复用药维持疗效。临床广泛用于中枢性呼吸抑制及各种原因所致的呼吸衰竭，但对巴比妥类药中毒导致的呼吸抑制效果较差。

（2）典型不良反应

常见面部刺激征、烦躁不安、抽搐、恶心、呕吐等。大剂量时可出现血压升高、心悸、出汗、面部潮红、呕吐、震颤、心律失常、惊厥甚至昏迷。

（3）禁忌证

抽搐及惊厥者禁用。

（4）药物相互作用

与其他中枢兴奋药合用有协同作用，可引起惊厥。不宜与碱性药物如碳酸氢钠合用，以防沉淀析出。

2. 用药照护

尼可刹米毒性小，较安全，在体内维持时间短，以小量、间歇、交替用药为宜，切忌剂量过大、用药速度过快。用药前应先排除呼吸道梗阻，并配合给氧措施；用药过程中应密切观察是否出现皮肤发红、全身痒感、血压升高、震颤等情况，若出现应及时停药，并联系医生予以处理。

3. 主要药品

尼可刹米注射液：用于中枢性呼吸抑制及各种原因引起的呼吸抑制。皮下注射、肌内注射或静脉注射。

三、脑功能恢复药

脑功能恢复药可以促进脑组织对氧、葡萄糖、氨基酸、磷脂等营养物质的利用，增加蛋白质的合成，改善脑代谢，促进或改善脑血液循环。临床用于治疗多种急、慢性脑功能障碍，如脑卒中、椎基底动脉供血不足、脑外伤、老年痴呆症、药物及乙醇中毒、儿童智力发育迟缓等。以下以其主要代表药品吡拉西坦为例进行介绍。

1. 药理作用与临床评价

（1）作用特点

吡拉西坦口服易吸收，易通过血脑屏障。临床广泛用于阿尔茨海默病、脑动脉硬化症、脑血管意外、脑外伤等原因引起的思维与记忆功能减退，以及轻、中度脑功能障碍，也用于儿童智力发育迟缓，对巴比妥、氰化物、一氧化碳及乙醇中毒后的意识恢复有一定疗效。

（2）典型不良反应

消化道不良反应常见恶心、腹部不适、纳差、腹胀、腹痛等，症状的轻重与服药剂量直接相关。中枢神经系统的不良反应包括兴奋、易激动、头晕、头痛、失眠等，但症状轻微，且与服用剂量无关，停药后以上症状消失。

（3）禁忌证

锥体外系疾病者、亨廷顿舞蹈症者及新生儿禁用。

（4）药物相互作用

与华法林联合应用时，可延长凝血酶原时间。

2. 用药照护

照护对象如果正在接受抗凝治疗，同时应用吡拉西坦，则应特别注意监测凝血时间，防止出血危险。

3. 主要药品

吡拉西坦片：用于急、慢性脑血管病，脑外伤，各种中毒性脑病等多种原因所致的记忆减退，及轻、中度脑功能障碍，也用于儿童智力发育迟缓。口服。

思考与练习

1. 简述咖啡因的作用特点。
2. 简述尼可刹米的用药照护要点。
3. 简述吡拉西坦的适应证及用法。

课题二
镇静催眠药与抗焦虑药

能力目标

- 能知晓镇静催眠药与抗焦虑药的药理作用与临床评价。
- 能实施镇静催眠药与抗焦虑药的用药照护。
- 能协助照护对象合理应用镇静催眠药与抗焦虑药的主要药品。

镇静催眠药是一类通过选择性抑制中枢神经系统而发挥镇静催眠作用的药物。小剂量使用时，能降低人体活动度，抑制激动和兴奋，使人趋向平静，发挥镇静作用；大剂量使用时，能使人产生困倦感，加速进入睡眠，并保持近似生理睡眠状态，发挥催眠作用。部分镇静催眠药还具有明显的抗焦虑作用，因此又属于抗焦虑药。

一、药理作用与临床评价

常见的镇静催眠药包括苯二氮䓬类药和其他类镇静催眠药。

1. 作用特点

（1）苯二氮䓬类药

苯二氮䓬类药可引起中枢抑制，临床常用的有地西泮、氯氮卓、劳拉西泮等 20 余种。小剂量即有良好的抗焦虑作用，随着剂量加大，发挥镇静催眠作用，能缩短诱导睡眠时间，减少夜间觉醒次数，延长睡眠持续时间，因此可诱导各类失眠的患者入睡。此类药对人的镇静作用温和，且对快波睡眠影响较小，停药后较少见多梦现象。此外，苯二氮䓬类药还具有抗惊厥、抗癫痫、松弛中枢性肌肉等作用。

（2）其他类镇静催眠药

其他类镇静催眠药主要指非典型苯二氮䓬类药，主要包括环吡酮类药和咪唑吡啶类药，如佐匹克隆和唑吡坦。这类药能显著缩短入睡时间，同时能减少夜间觉醒次数，增加总睡眠时间，改善睡眠质量，次晨无明显后遗作用，极少产生“宿睡”现象，也不影响次晨的精神活动和动作的机敏度。与苯二氮䓬类药相比，其口服吸收良好，药物代谢排泄快，基本不改变正常的生理睡眠结构，久服不易产生耐受性、依赖性，停药后很少产生反跳性失眠，重复应用极少积聚，具有更高的安全性和治疗指数。

2. 典型不良反应

（1）苯二氮䓬类药

常见头昏、嗜睡、乏力、记忆力下降等，偶见皮疹、白细胞减少等过敏反应，大剂量偶致共济失调。静脉注射过快对心血管有抑制作用，可致昏迷和呼吸抑制，治疗量口服则无此反应。久服可发生耐受性、依赖性和成瘾性，突然停药时可出现反跳和戒断症状，如失眠、焦虑、激动、震颤等。

（2）其他类镇静催眠药

1）佐匹克隆：不良反应少见，偶见嗜睡、口苦、口干、肌无力、遗忘、醉态，部分出现异常的易怒、好斗、易受刺激或精神错乱、头痛、乏力。

2）唑吡坦：不良反应少见，偶见眩晕、嗜睡、恶心、呕吐、头痛、记忆减退、夜寝不安、腹泻、麻醉感、肌痛、共济失调、精神紊乱等，尤以老年人居多。

3. 禁忌证

（1）苯二氮䓬类药

妊娠期妇女、新生儿及对苯二氮䓬类药过敏者禁用。呼吸抑制者、严重肝损害者、显著神经肌肉呼吸无力者禁用硝西泮和氟西泮。

（2）其他类镇静催眠药

1）佐匹克隆：对佐匹克隆或本品任何一成分过敏者、失代偿的呼吸功能不全者、重症睡眠呼吸暂停综合征者禁用。

2）唑吡坦：对唑吡坦或本品任何一成分过敏者，严重呼吸功能不全者，严重、急性或慢性肝功能不全（有肝性脑病风险）者，肌无力者及睡眠呼吸暂停综合征者禁用。

4. 药物相互作用

（1）苯二氮䓬类药

与抗高血压药和利尿降压药合用，可增强降压作用；与中枢神经抑制药合用，可增加呼吸抑制作用；与易成瘾和其他可能成瘾药合用，可增加成瘾的危险性；与地高辛合用，可增加地高辛血药浓度而致中毒；与酒及全麻药、可乐定、镇痛药、吩噻嗪类药、单胺氧化酶 A 型抑制剂和三环类抗抑郁药合用，可彼此增效，故联合应用时应调整用量；与西咪替丁、普萘洛尔合用，可减慢本类药清除，延长血浆半衰期；与利福平合用，可增加本品的消除，降低血药浓度；异烟肼可抑制本品的消除，致血药浓度增高；与左旋多巴合用，可降低后者的疗效。

（2）其他类镇静催眠药

1）佐匹克隆：与神经肌肉阻滞剂或其他中枢神经抑制药同服，可增强镇静作用；与苯二氮䓬类药同服，可增加戒断综合征的出现概率。

2）唑吡坦：与丙米嗪联用，可减少警醒，但增加嗜睡反应和逆性遗忘的发生；与氯丙嗪合用，可减少警醒和影响精神活动的表现。

二、用药照护

1. 严格控制剂量

对于长期服药、剂量较大者以及服用短效苯二氮䓬类药者，发生戒断症状的可能性较大，目前主张苯二氮䓬类药用于镇静催眠时使用不宜超过 4 周。突然或逐渐停药都可能出现戒断症状，逐渐停药可减少戒断症状的出现频率和发病程度，特别是使用短效药者。建议先将使用的短效药换成长效药，再逐渐减少剂量。

2. 注意用药安全

长期使用此类药易产生耐药性和依赖性，使用过程中应注意交替使用，避免长时间使用同一种药。服药期间因药物可降低患者的注意力，因此应注意避免从事高空作业、机器操控、驾车等危险系数大的活动。酒精可增强睡眠强度，加重头痛、头晕等不良反应，因此在服药期间不得吸烟、饮酒，以免增强中枢抑制作用。

3. 关注特殊人群

老年人对苯二氮䓬类药较为敏感，若静脉注射该类药，照护者应关注是否出现呼吸抑制、低血压、心动过缓甚至心跳停止等现象。老年人口服该药后易导致机体平衡功能失调，产生过度镇静、肌肉松弛作用，觉醒后可能发生震颤、思维迟缓、运动障碍、肌无力等现象，极易跌倒受伤，故照护者应格外关注，告知其晨起时应小心，避免跌倒。若条件允许，可遵医嘱建议其选用其他类镇静催眠药。

三、主要药品

1. 地西泮

用于焦虑、镇静催眠、惊恐症、抗癫痫和抗惊厥，也用于缓解炎症引起的反射性肌肉痉挛等，还用于肌紧张性头痛，可治疗家族性、老年性和特发性震颤，或作为麻醉前用药。口服。

2. 佐匹克隆

用于各种失眠症。口服，临睡前服用。

3. 唑吡坦

用于偶发性、暂时性和慢性失眠症。口服，临睡前服用，老年人应特别注意。

4. 丁螺环酮

用于广泛性焦虑症和其他焦虑性障碍。口服。

思考与练习

1. 简述苯二氮䓬类药的作用特点。
2. 简述镇静催眠药与抗焦虑药的用药照护要点。
3. 简述地西泮的适应证及用法。

课题三
镇 痛 药

能力目标

- 能知晓镇痛药的药理作用与临床评价。
- 能实施镇痛药的用药照护。
- 能协助照护对象合理应用镇痛药的主要药品。

镇痛药一般特指作用于中枢神经系统，在不影响意识和其他感觉的情况下，能选择性抑制痛觉，减轻或消除疼痛及因其引起的不愉快情绪的药物。

一、药理作用与临床评价

中枢性镇痛药一般用于创伤性疼痛、手术后疼痛、分娩痛、晚期癌性疼痛、严重心绞痛、严重骨折、烧伤等的止痛。镇痛药的分类见表 9-3-1。

表 9-3-1　镇痛药的分类

分类原则	类别	代表药品
作用性质	阿片受体完全激动剂	吗啡、可待因、芬太尼、哌替啶、美沙酮
	阿片受体部分激动剂	丁丙诺啡
	阿片受体激动 - 拮抗剂	曲马多、喷他佐辛、纳布啡（以激动为主）、烯丙吗啡（以拮抗为主）
	阿片受体拮抗剂	纳洛酮、纳曲酮、去甲纳曲酮
镇痛强度	强阿片类药	吗啡、芬太尼、哌替啶、舒芬太尼、瑞芬太尼
	弱阿片类药	可待因、双氢可待因

1. 作用特点

（1）镇痛镇静作用

具有强大的镇痛作用，对各种疼痛均有效，镇痛时意识清醒，不影响其他感觉。镇痛同时可起到镇静作用，缓解疼痛引起的不愉快情绪，并使照护对象入睡。

（2）呼吸抑制作用

可降低呼吸中枢对血液中 CO_2 张力的敏感性，过量使用引起中毒可致呼吸停止。

（3）镇咳作用

通过抑制延髓和脑桥的咳嗽中枢，使咳嗽反射减轻或消失，具有强大的镇咳作用。对于严重的无痰性干咳、晚期肺癌所致的刺激性咳嗽，临床一般使用镇咳作用相对较强、成瘾性较弱的可待因。

（4）止泻作用

通过增强肠道平滑肌的张力并减少其推进性蠕动，减慢肠内容物排泄，增加水分吸收，从而起到止泻作用。

（5）其他作用

还可产生缩瞳、催吐作用，较大剂量使用时也能扩张外周血管引起直立性低血压。

2. 典型不良反应

（1）一般反应

常引起嗜睡、眩晕、呼吸抑制、恶心、呕吐、便秘、排尿困难等，偶见烦躁不安等情绪改变。

（2）依赖性和耐受性

连续使用 1 ~ 2 周即可产生依赖性，一旦停药会出现戒断症状，如震颤、恶心、心悸、冷感或失眠等，多数会表现出明显的强迫性觅药行为。

（3）急性中毒

过量使用可导致急性中毒，出现昏迷、呼吸深度抑制、瞳孔极度缩小、尿潴留、呼吸麻痹等。

3. 禁忌证

（1）妊娠期及哺乳期妇女、婴幼儿禁用。

（2）对镇痛药的任何成分过敏者禁用。

（3）合用单胺氧化酶抑制剂或最近 14 天内使用过单胺氧化酶抑制剂者禁用。

（4）急性酒精中毒、重度中枢神经系统抑制、呼吸抑制、上呼吸道梗阻、胃肠道梗阻、伴有惊厥性疾病、头部外伤、继发于慢性肺疾病的心力衰竭者禁用。

4. 药物相互作用

（1）镇痛药与阿托品等抗胆碱药合用，不仅会加重便秘，还可增加麻痹性肠梗阻和尿潴留风险。

（2）伪膜性肠炎且出现严重腹泻时，应避免使用阿片类镇痛药，防止减缓毒物自肠腔排出的速度，影响恢复。

（3）镇痛药与硫酸镁合用，可增强中枢抑制，增加呼吸抑制和低血压风险。

（4）镇痛药可引起胃肠道蠕动减慢及括约肌痉挛，使甲氧氯普胺效应降低。

（5）镇痛药与单胺氧化酶抑制剂合用，可干扰镇痛药的代谢，导致药物蓄积，引起谵妄、高热、多汗、惊厥、呼吸抑制，甚至昏迷、死亡。

二、用药照护

1. 注意正确应用

镇痛药的镇痛作用强，使用镇痛药时应根据照护对象的年龄、性别、体重、健康状况、精神状况及现有的病理生理情况、耐受性，选择合适的药物，并及时优化用药量。调整用药量时，应结合个体状况由小到大进行尝试，直至疼痛消失，调整过程中应注意实际疗效，不应过分限制药量，导致用药不足。用药时应“按时”用药而非“按需”用药。

2. 减少戒断症状

长期使用麻醉性镇痛药会产生对药物的耐受性及生理或心理依赖性，需要逐渐提高服用剂量以控制疼痛。当照护对象不需要继续使用麻醉性镇痛药时，在停药过程中应逐渐减小剂量，避免因突然停药发生戒断综合征。

3. 关注特殊人群

由于镇痛药可以通过胎盘屏障到达胎儿体内，部分可经乳汁排出，对于妊娠期、哺乳期妇女及婴幼儿应禁用。

对于儿童、老年人及肝、肾功能不全者，因其代谢速率极缓慢，药物的血浆半衰期长，故在使用过程中应减少用药剂量，避免引起呼吸抑制等不良反应。

三、主要药品

1. 吗啡

用于其他镇痛药无效的急性剧痛，如严重创伤、战伤、烧伤、晚期癌症等疼痛。心肌梗死而血压尚正常者应用本品可使其镇静，并减轻心脏负担。用于心源性哮喘，可使肺水肿症状暂时有所缓解。麻醉和手术前用药，可保持患者宁静进入嗜睡。本品不能单独用于内脏绞痛（如胆、肾绞痛等），而应与阿托品等有效的解痉药合用。缓控释制剂主要用于重度癌痛者。口服制剂，或经肛门用栓剂。

2. 可待因

用于较剧烈的频繁干咳，发挥镇咳作用；用于中度以上的疼痛，发挥镇痛作用；用于局麻或全麻，发挥镇静作用。口服。对于缓控释制剂，必须整片吞服，不可掰开或嚼碎。

3. 哌替啶

哌替啶为强效镇痛药，适用于各种剧痛如创伤性疼痛、手术后疼痛，麻醉前用药或局麻与静吸复合麻醉辅助用药等。用于内脏绞痛时，应与阿托品配伍。用于分娩止痛时，须监护本品对新生儿的抑制呼吸作用。用于心源性哮喘，有利于肺水肿的消除。慢性重度疼痛的晚期癌症患者不宜长期使用本品。口服制剂。用于分娩镇痛时，在阵痛开始时采用肌内注射。

4. 曲马多

用于急、慢性疼痛，中、轻度癌症疼痛，骨折或各种术后疼痛，牙痛；还用于心脏病突发性痛、关节痛、神经痛及分娩止痛，具体用量视疼痛程度及个体敏感性而定。

5. 芬太尼

芬太尼为强效镇痛药，适用于手术前、中、后的镇静与镇痛，是目前复合全麻中常用的药物。用于麻醉前用药及诱导麻醉，并作为辅助用药与全麻及局麻药合用于各种手术。

使用透皮贴剂时，应在躯干或上臂未受刺激及未受照射的平整表面贴用，如有毛发，应在使用前剪除（勿用剃须刀剃除）。在使用本品前，可用清水清洗贴用部位，不能使用肥皂、油剂、洗剂或其他可能会刺激皮肤或改变皮肤性状的用品。在使用本贴剂前，皮肤应完全干燥。

芬太尼应在打开密封袋后立即使用。在使用时应用手掌用力按压 30 s，以确保贴剂与皮肤完全接触，尤其应注意其边缘部分。本品可以持续贴用 72 h。在更换贴剂时，应更换粘贴部位，几天后才可在相同的部位上重复使用。

思考与练习

1. 简述镇痛药的作用特点。
2. 简述镇痛药的用药照护要点。
3. 简述吗啡的适应证。

课题四
抗精神失常药

能力目标

- 能知晓抗精神失常药的药理作用与临床评价。
- 能实施抗精神失常药的用药照护。
- 能协助照护对象合理应用抗精神失常药的主要药品。

精神失常是指由多种原因引起的情感、思维、行为等出现异常表现的一类疾病。凡能作用于中枢神经治疗这些疾病的药统称为抗精神失常药。

一、药理作用与临床评价

抗精神失常药主要包括抗精神病药、抗抑郁症药和抗躁狂症药。抗精神病药以氯丙嗪为代表，具有抗精神病、镇静、镇吐、降温等作用。抗抑郁药以选择性5-HT（5-羟色胺）再摄取抑制剂为代表，主要包括氟西汀、帕罗西汀、西酞普兰、舍曲林等，用于抑郁症急性期和长期维持治疗。抗躁狂症药以碳酸锂为代表，具有稳定心境、有效预防反复心境障碍发作的作用。以下主要对这三个典型药品的药理作用及临床评价进行介绍。

1. 作用特点

（1）氯丙嗪

氯丙嗪显著缓解精神病的阳性症状，如幻觉、幻想、多动、不安等，但对退缩、思维贫乏、淡漠等阴性症状作用不明显。药物起效快，对急性期患者疗效显著，但无法根治，对慢性精神病疗效差。

（2）选择性 5-HT 再摄取抑制剂

选择性 5-HT 再摄取抑制剂选择性抑制 5-HT 的再摄取，增加突触间隙中 5-HT 的含量。与其他抗抑郁药相比，此药具有较好的安全性和耐受性。除舍曲林外，其他药品的吸收不受进食的影响。

（3）碳酸锂

碳酸锂对躁狂、抑郁有双相调节作用，治疗量的碳酸锂对正常人的精神活动无影响，但对躁狂症发作者有明显的治疗效果，是躁狂发作的首选药物。此药口服吸收迅速，2 ~ 4 h 血药浓度可达峰值。它不与血浆蛋白结合，在体内不代谢，最终经肾脏排泄，易被重吸收。

2. 典型不良反应

（1）氯丙嗪

常见口干、上腹不适、食欲缺乏、乏力及嗜睡，少见直立性低血压、心悸或心电图改变、骨髓抑制，偶可引起癫痫。长期使用可出现震颤、僵直、流涎、运动迟缓、静坐不能、急性肌张力障碍、迟发性运动障碍等锥体外系反应，及溢乳、男子女性化乳房、月经失调、闭经等内分泌异常。

（2）选择性 5-HT 再摄取抑制剂

偶见口干、恶心、出汗、易激动、头痛、运动性焦虑、精神紧张、失眠、震颤、性功能失调、粒细胞缺乏、低血糖等。

（3）碳酸锂

常见口干、烦渴、多饮、多尿、便秘、腹泻、恶心、呕吐、上腹痛、疲乏、手足震颤、肌无力等，严重者可出现精神紊乱、反射亢进、惊厥甚至昏迷、死亡等。上述不良反应加重可能是锂盐中毒的先兆，应密切观察。

3. 禁忌证

（1）氯丙嗪

患基底神经节病变、帕金森病、帕金森综合征、骨髓抑制、青光眼者及昏迷者、对吩噻嗪类药过敏者禁用。

（2）选择性 5-HT 再摄取抑制剂

正在服用单胺氧化酶抑制剂者、对选择性 5-HT 再摄取抑制剂及其赋形剂过敏者禁用。

（3）碳酸锂

肾功能不全者、严重心脏疾病者禁用。

4. 药物相互作用

(1)氯丙嗪

抗酸剂、苯巴比妥可减弱氯丙嗪的抗精神病作用。氯丙嗪与乙醇或其他中枢神经抑制药合用，中枢抑制作用加强；与抗高血压药合用，易导致直立性低血压；与舒托必利合用，有发生室性心律失常的危险；与碳酸锂、阿托品类药、单胺氧化酶抑制剂及三环类抗抑郁药合用，不良反应加重。

(2)选择性 5-HT 再摄取抑制剂

与华法林、洋地黄毒苷等蛋白结合率高的药联用，可出现置换反应，增强后者作用；与 CYP(P450)酶诱导剂合用，会降低其血药浓度，影响疗效；与药酶抑制剂合用，会升高其血药浓度，导致毒副反应。

(3)碳酸锂

与噻嗪类利尿剂、非类固醇抗炎药、抗生素、抗高血压药、抗抑郁药合用，可增加其血药浓度；与利尿剂、氯化钠、尿素、尿碱化剂合用，可降低其血药浓度；与抗精神病药合用，可能增加锥体外系副反应的发生概率，故需降低后者的剂量。

二、用药照护

1. 关注个体特异性

用药期间应密切观察病情是否出现变化、有无不良反应，若仅为口干、便秘等较轻的不良反应，应及时向照护对象做好解释，鼓励其多饮水；若出现用药后疗效不佳或出现严重的不良反应，应及时就医，调整方案。对于病情好转的照护对象，应及时告知其坚持服药的重要性，切勿自行减药或停药，停药与否要遵医嘱。老年人用药期间易发生便秘和尿潴留，应告知其用药期间注意多饮水，多吃蔬菜水果，适当活动，养成定时排便的习惯。

2. 耐心观测疗效

抗精神失常药起效缓慢，多数药物需要达到适宜的剂量、足够的疗程(一般需 4 ~ 6 周)才能取得一定的疗效。在服药时切忌操之过急，避免频繁换药，要耐心观测疗效。只有在足量、足疗程地使用治疗方案仍无效时，方可遵医嘱更换同类另一种或作用机制不同的另一类药。

3. 谨慎换药

更换不同种类的抗精神失常药时，应在停止治疗前逐渐减量并间隔一定时间，以保证药物的清除，避免发生药物间相互作用。

三、主要药品

1. 氯丙嗪

用于精神分裂症、躁狂症或其他精神病性障碍，可控制兴奋躁动、幻觉妄想、思维障碍及行为紊乱等阳性症状，还用于各种原因所致的呕吐或顽固性呃逆。口服。

2. 氟西汀

用于抑郁发作、强迫症、精神性贪食症，也可作为心理治疗的补充，用于减少贪食和导泻行为。口服。

3. 帕罗西汀

用于各种类型的抑郁症，包括伴有焦虑的抑郁症及反应性抑郁症，也用于治疗强迫性神经症、伴有或不伴有广场恐怖的惊恐障碍、社交恐怖症、社交焦虑症。建议每日早餐时顿服，药片完整吞服勿咀嚼。

4. 西酞普兰

用于抑郁症及伴有或不伴有广场恐怖症的惊恐障碍。口服。治疗 3 个月可取得最佳疗效，疗程一般持续数月。

5. 碳酸锂

主要用于躁狂症，对躁狂和抑郁交替发作的双相情感性精神障碍有很好的治疗和预防复发作用，对反复发作的抑郁症也有预防发作的作用，也用于治疗分裂 - 情感性精神病。口服。

思考与练习

1. 简述氯丙嗪的作用特点。
2. 简述抗精神失常药的用药照护要点。
3. 简述碳酸锂的适应证及用法。

课题五 抗癫痫药

能力目标

- 能知晓抗癫痫药的药理作用与临床评价。
- 能实施抗癫痫药的用药照护。
- 能协助照护对象合理应用抗癫痫药的主要药品。

癫痫是指因大脑神经元高度异常放电，导致的中枢神经系统功能失调的慢性脑部疾病。通过抗癫痫药的使用，可以消除或控制癫痫发作的频率和强度，提高患者的生活质量。

一、药理作用与临床评价

目前常用的抗癫痫药有二十余种，不同的抗癫痫药在治疗不同类型的癫痫发作时效果有着显著差异。

1. 作用特点

（1）卡马西平

卡马西平是癫痫部分性发作的首选药物，对于癫痫的复杂部分性发作的疗效显著优于其他抗癫痫药，对强直阵挛性发作的效果与苯妥英钠相当，也可有效改善患者因癫痫并发的精神症状，但对失神性发作和肌阵挛性发作效果差或无效。本品口服吸收缓慢不规则，反复用药后可加速自身代谢，缩短作用时间，因此用药一周后应逐渐增加剂量。

（2）丙戊酸钠

丙戊酸钠为广谱抗癫痫药，对各型癫痫均有效，对其他抗癫痫药不能控制的顽固性癫痫有时也有效，但对强直阵挛性发作的效果不如苯妥英钠和苯巴比妥，对失神性发作的效果优于乙琥胺，对不典型失神发作的效果不如氯硝西泮，对精神运动性发作的效果与卡马西平类似。本品口服吸收迅速，服药 1 ~ 4 h 后血药浓度即可达到高峰。肝毒性较大，多使用单药治疗。

（3）苯妥英钠

苯妥英钠是强直阵挛性发作的首选药，也用于局限性发作和癫痫持续状态，但对失神性发作无效。本品口服吸收缓慢而不规则，个体差异大。

（4）苯巴比妥

苯巴比妥是最早使用的抗癫痫药，主要用于强直阵挛性发作和癫痫持续状态，疗效佳、起效快，对局限性发作、肌阵挛性发作、少数失神性发作也有效。但其有中枢抑制作用，易产生镇静作用、戒断症状和成瘾性，故一般不作为首选药，仅用于其他一线抗癫痫药无效的患者。

2. 典型不良反应

（1）卡马西平

常见视力模糊、复视、眼球震颤、头晕、乏力、恶心、呕吐等，少见变态反应、儿童行为障碍、严重腹泻，罕见心律失常、房室传导阻滞、过敏性肝炎、肝衰竭、急性肾衰竭及全身多器官发生超敏反应等。

（2）丙戊酸钠

常见腹泻、消化不良、恶心、呕吐、胃肠道痉挛等，可引起月经周期改变，偶有过敏、听力下降和可逆性听力损坏，少见短暂的脱发、便秘、倦睡、眩晕、疲乏、头痛、共济失调、轻微震颤、异常兴奋、不安和烦躁。对肝功能有损害，引起血清碱性磷酸酶和氨基转移酶升高，服用 2 个月要检查肝功能；长期服用偶见胰腺炎及急性重型肝炎；可使血小板减少引起紫癜、出血和出血时间延长，故应定期检查血象。

（3）苯妥英钠

长期服用后或血药浓度达 30 μg/mL 时可能引起恶心、呕吐甚至胃炎，饭后服用可减轻。神经系统的不良反应与剂量相关，常见眩晕、头痛，严重时可引起眼球震颤、共济失调、语言不清和意识模糊，调整剂量或停药可消除。可影响造血系统，常见巨幼红细胞性贫血。可引起过敏反应，常见皮疹伴高烧，罕见严重皮肤反应如剥脱性皮炎、多形糜烂性红斑、系统性红斑狼疮和致死性肝坏死、霍奇金淋巴瘤等。儿童长期用药可能发生齿龈增生，故用药时要注意口腔卫生。

（4）苯巴比妥

用于抗癫痫时最常见的不良反应为镇静，但随着疗程的持续，其镇静作用逐渐变得不明显。可能引起微妙的情感变化，出现认知和记忆的缺损。长期用药偶见叶酸缺乏和低钙血症，罕见巨幼红细胞性贫血和骨软化。大剂量使用时可产生眼球震颤、共济失调和严重的呼吸抑制。长时间使用可发生药物依赖，停药后易发生停药综合征。

3. 禁忌证

（1）卡马西平

已知对卡马西平相关结构药物过敏者，有房室传导阻滞、血清铁严重异常、骨髓抑制、严重肝功能不全等病史者禁用。

（2）丙戊酸钠

有药源性黄疸个人史或家族史者、有肝病或明显肝功能损害者、孕妇禁用。

（3）苯妥英钠

对乙内酰脲类药有过敏史或阿斯综合征、Ⅱ度及Ⅲ度房室阻滞、窦房结阻滞、窦性心动过缓等心功能损害者禁用。

（4）苯巴比妥

有严重肺功能不全、肝硬化、血卟啉病史、贫血、哮喘史、未控制的糖尿病、过敏等情况者禁用。

4. 药物相互作用

（1）卡马西平

与对乙酰氨基酚合用，尤其是单次超量或长期大量使用，可增加肝毒性，有可能使后者疗效降低。与香豆素类抗凝药、雌激素、含雌激素的避孕药、环孢素、洋地黄类药（地高辛除外）、左甲状腺素钠或奎尼丁合用，可使后者的药效降低。与锂盐合用，可引起严重的神经毒性。与单胺氧化酶抑制剂合用，可引起高热或（和）高血压危象，甚至出现严重惊厥、死亡，故两药应用至少要间隔 14 天。当卡马西平用于治疗癫痫时，单胺氧化酶抑制剂可以改变癫痫发作的类型。

（2）丙戊酸钠

与苯妥英钠、苯巴比妥、氯硝西泮、扑米酮、拉莫三嗪等合用，可使后者的代谢减慢，引起血药浓度升高。与卡马西平合用，可致药物代谢加速，使二者的血药浓度和半衰期降低，故须监测血药浓度，以决定是否需要调整用量。与全麻药或中枢神经抑制药合用，可增强后者的临床效应。与抗凝药以及溶血栓药合用，可增加出血的危险性。与阿司匹林或双嘧达莫合用，可延长出血时间。

（3）苯妥英钠

长期应用对乙酰氨基酚患者应用本品时，会增加肝脏中毒的危险，并且降低疗效。与皮质激素、洋地黄类药（包括地高辛）、口服避孕药、环孢素、雌激素、左旋多巴、奎尼丁、土霉素或三环类抗抑郁药合用，可降低这些药物的效应。长期饮酒可降低本品的浓度和疗效，但服药同时大量饮酒可增加血药浓度。与氯霉素、异烟肼、保泰松、磺胺类药合用，可能降低本品的代谢，使血药浓度增加，增加本品的毒性。与含镁、铝或碳酸钙等药合用，可能降低本品的生物利用度，故两者应相隔 2 ~ 3 h 服用。苯巴比妥或扑米酮对本品的影响变化很大，应经常监测血药浓度。与丙戊酸类药合用，有蛋白结合竞争作用，因此应经常监测血药浓度，调整本品用量。与卡马西平合用，可降低后者的血药浓度。与大量抗精神病药或三环类抗抑郁药合用，可能导致癫痫发作，此时需调整本品用量。

（4）苯巴比妥

作为肝药酶诱导剂，长期用药不但加速自身代谢，还可加速其他合用药物的代谢，如与卡马西平、丙戊酸钠、苯妥英钠等抗癫痫药合用会降低其血药浓度。

二、用药照护

1. 提倡规律用药

告知照护对象及家属抗癫痫药应长期、规律用药，告知药物的毒副作用、用药时间和可能的预后。定时定量规律服药是保持血药浓度、有效控制癫痫发作的关键，如果因忘记而漏服，可在下次服药时补上。

服药期间应定期检查血常规、肝功能等指标，观察有无牙龈炎、牙龈出血等症状，一旦出现异常应及时就医。

2. 关注停药、换药风险

突然停止抗癫痫药可能导致癫痫发作加重，如果已停止癫痫发作，应在神经内科医生的指导下逐步停药，撤药时间可能长达数月甚至更长。若同时使用多种抗癫痫药，不可同时停药，需逐类逐步停药。对于处于青春期、月经期、妊娠期等特殊时期的患者，应避免停药。

3. 关注特殊人群

抗癫痫药有致畸风险，建议拟妊娠或妊娠期妇女在妊娠前和妊娠期补充叶酸，以降低神经管缺陷的发生风险，并向专家咨询，进行产前筛查；在妊娠期和分娩后及时监测抗癫痫药的血药浓度，根据临床情况随时调整剂量。

对于有癫痫病史的患者，建议避免从事驾驶、操作机械等工作。在停药期间应避免驾车，至少需等待 6 个月方可驾车。

三、主要药品

1. 卡马西平

用于癫痫、躁狂 - 抑郁症、中枢性部分性尿崩症、酒精癖的戒断综合征，也可用于三叉神经痛和舌咽神经痛发作、糖尿病性周围性神经痛、患肢痛和外伤后神经痛以及疱疹后神经痛。口服。

2. 丙戊酸钠

用于单纯或复杂失神性发作、肌阵挛性发作、大发作的单药或合并用药治疗，有时对复杂部分性发作也有一定疗效。口服。

3. 苯妥英钠

用于治疗全身强直 - 阵挛性发作、复杂部分性发作（精神运动性发作、颞叶癫痫）、单纯部分性发作（局限性发作）和癫痫持续状态，也用于治疗三叉神经痛、隐性营养不良性大疱性表皮松解、发作性舞蹈手足徐动症、发作性控制障碍、肌强直症及三环类抗抑郁药过量时心脏传导障碍等，也用于洋地黄中毒所致的室性及室上性心律失常，对其他各种原因引起的心律失常疗效较差。口服。

4. 苯巴比妥

主要用于治疗焦虑、失眠（用于睡眠时间短，早醒）、癫痫及运动障碍，是治疗癫痫大发作及局限性发作的重要药物，也可用作抗高胆红素血症药及麻醉前用药。口服制剂，或采用静脉注射。

思考与练习

1. 简述卡马西平的作用特点。
2. 简述抗癫痫药的用药照护要点。
3. 简述卡马西平的适应证。

课题六
抗帕金森药

能力目标

- 能知晓抗帕金森药的药理作用与临床评价。
- 能实施抗帕金森药的用药照护。
- 能协助照护对象合理应用抗帕金森药的主要药品。

帕金森病又称麻痹震颤，常见于中老年人，多表现为静止性震颤、肌肉强直、行走困难、姿势异常等，严重者伴记忆障碍和痴呆等。目前治疗帕金森病的首选手段为药物治疗，抗帕金森药主要分为拟多巴胺类药和中枢胆碱受体阻断药。

一、拟多巴胺类药

拟多巴胺类药是通过直接补充多巴胺前体物或抑制多巴胺降解产生作用的药物，它通过替代疗法发挥作用。

1. 药理作用与临床评价

拟多巴胺类药可分为多巴胺前体药、左旋多巴增效剂、多巴胺受体激动剂和促多巴胺释放药，具体见表 9-6-1。

表 9-6-1 常见拟多巴胺类药的药理作用与临床评价

分类	代表药品	作用特点	典型不良反应	禁忌证	药物相互作用
多巴胺前体药	左旋多巴	①对轻中度或年轻的患者疗效好，对重症及年老的患者疗效较差 ②对肌肉僵直、运动困难者疗效好，对肌肉震颤者疗效差 ③起效慢，但作用持久，用药 2 ~ 3 周客观体征才出现改善，1 ~ 6 个月方可获得最大疗效	常见恶心、呕吐、直立性低血压、异常不随意运动、精神抑郁、排尿困难，少见高血压、心律失常、溶血性贫血	严重精神病、严重心律失常、心力衰竭、青光眼、消化性溃疡和有惊厥史者禁用	与外周多巴脱羧酶抑制剂合用，可减少左旋多巴用量；与溴隐亭、金刚烷胺、丙环定或苯海索合用，可加强本品疗效
左旋多巴增效剂	卡比多巴	①脂溶性小，不易透过血脑屏障，但可通过胎盘，也可通过乳汁分泌，仅抑制外周多巴胺脱羧酶的活性 ②与左旋多巴合用，可使左旋多巴的有效剂量减少 75%，减轻外周副作用 ③对肌肉僵直、运动困难者疗效好，对肌肉震颤者疗效差	常见恶心、呕吐、直立性低血压、异常不随意运动、精神抑郁、排尿困难，少见高血压、心律失常	严重精神病、严重心律失常、心力衰竭、青光眼、消化性溃疡者及有惊厥史者禁用	不宜与金刚烷胺、苯海索等合用；与单胺氧化酶抑制剂合用，可致高血压危象、心律失常等
多巴胺受体激动剂	普拉克索	①可明显减少患者的震颤 ②晚期帕金森病可联合应用本药与左旋多巴，且本药减少 27% ~ 30% 用量	常见幻觉、嗜睡、运动障碍、便秘、恶心、口干等	对普拉克索或产品中任何其他成分过敏者禁用	与西咪替丁、金刚烷胺合用，可降低本品的清除率
促多巴胺释放药	金刚烷胺	①用于不能耐受左旋多巴的患者 ②对震颤、强直、少动均有改善，疗效不及左旋多巴和溴隐亭，但优于中枢胆碱受体阻断药 ③起效快，用药 48 h 后作用明显，2 周后达高峰，连用 6 ~ 8 周后疗效逐渐减弱	常见眩晕、失眠、恶心、呕吐、厌食、口干、便秘，偶见抑郁、焦虑、幻觉、精神错乱、共济失调、头痛，罕见惊厥，少见白细胞减少、中性粒细胞减少	对本品过敏者、妊娠期及哺乳期妇女禁用，有癫痫史、精神错乱、幻觉、充血性心力衰竭、肾功能不全、外周血管性水肿或直立性低血压者慎用	与其他抗帕金森病药、抗胆碱药、抗组胺药、吩噻嗪类药或三环类抗抑郁药合用，可加强抗胆碱反应；与中枢神经兴奋药合用，可加强中枢神经的兴奋，严重者可引起惊厥或心律失常

2. 用药照护

告知照护对象及家属抗帕金森药只能改善症状，不能根治，需要终身用药，不能随意停药，尤其是使用左旋多巴时不能突然停药，以免发生撤药综合征。耐心向其解释药物的不良反应，指导照护对象及家属学会观察恶心、呕吐、幻觉等药物早期不良反应，这些副作用可通过逐步调整用药剂量得到改善。患帕金森病的患者记忆力减退，思维易混乱，尤其老年人易忘吃药、吃错药、多服药，故照护者应督促照护对象按时按量服药，对重症者应确保发药到口，以免遗忘或错服。抗帕金森药一般在饭前 30 min 服用，服用金刚烷胺时每日最后一次服药时间应在下午 4 时前，以避免失眠。用药后认真观察照护对象症状的改善程度及是否出现不良反应，若出现应及时联系医生，遵医嘱调整药物。用药期间需定期检查血压、体温、血常规、肝肾功能及心电图等。

有骨质疏松的老年人，用左旋多巴治疗有效者应缓慢恢复正常的活动，以减少引起骨折的危险。普拉克索具有确切的抗帕金森病抑郁作用，可用于帕金森病抑郁治疗，改善抑郁症状，减少合并用药。有癫痫史、精神错乱、幻觉、充血性心力衰竭、肾功能不全、外周血管性水肿或直立性低血压者，应在严密监护下方可使用金刚烷胺，使用金刚烷胺期间不宜驾驶车辆、操纵机械和高空作业。

3. 主要药品

（1）左旋多巴

用于帕金森病及帕金森综合征。口服，饭后服用。

（2）卡比多巴

与左旋多巴联合应用，用于原发性帕金森病和症状性帕金森病。口服。

（3）普拉克索

用于治疗特发性帕金森病的体征和症状，单独或与左旋多巴联用。在疾病后期，当左旋多巴的疗效逐渐减弱或者出现变化和波动时，需要应用本品。口服。

（4）金刚烷胺

用于帕金森病、帕金森综合征、药物诱发的锥体外系疾患、CO 中毒后帕金森综合征及老年人合并有脑动脉硬化的帕金森综合征，也用于防治 A 型流感病毒所引起的呼吸道感染。

二、中枢胆碱受体阻断药

中枢胆碱受体阻断药可以阻断纹状体的胆碱能神经通路，帮助患者恢复神经递质间的功能平衡，从而发挥抗帕金森病作用。

1. 药理作用与临床评价

（1）作用特点

本类药能阻断多巴胺受体药引起的帕金森综合征，用于不能耐受或禁用左旋多巴的患者，与左旋多巴合用可使半数患者的症状得到改善，单独应用时适用于轻症患者，剂量恰当时不良反应较左旋多巴少。

（2）典型不良反应

常见口干、视物模糊等，偶见心动过速、恶心、呕吐、尿潴留、便秘等，长期应用可出现嗜睡、抑郁、记忆力下降、幻觉、意识混浊等。

（3）禁忌证

青光眼、尿潴留、前列腺肥大者禁用。

（4）药物相互作用

与乙醇或其他中枢神经抑制药合用，可加强中枢抑制作用。与金刚烷胺、抗胆碱药及丙卡巴肼合用，可加强抗胆碱作用，并可发生麻痹性肠梗阻。与单胺氧化酶抑制剂合用，可导致高血压。与制酸药或吸附性止泻剂合用，可减弱本品的效应。

2. 用药照护

苯海索通常在帕金森病早期使用，震颤明显且其他抗帕金森药疗效欠佳者可选用；长期使用对认知功能有影响，对于晚发型或伴有智能减退的患者，尤其老年男性患者应小心使用。

3. 主要药品

苯海索：用于帕金森病、帕金森综合征，也用于药物引起的锥体外系疾患。口服，须长期服用。

思考与练习

1. 简述常见拟多巴胺类药的药理作用及临床评价。
2. 简述常见拟多巴胺类药的主要药品及其适应证和用法。
3. 简述中枢胆碱受体阻断药的典型不良反应。

模块十

其他类常用药物

其他类常用药物主要包括解热镇痛抗炎药、抗痛风药、抗过敏药和抗肿瘤药。本模块对解热镇痛抗炎药、抗痛风药、抗过敏药、抗肿瘤药的药理作用、适应证、用法，以及临床用药选择、联合用药指导、用药安全性等方面的用药照护做了介绍，使照护者能根据照护对象的状况协助合理使用这类药。

课题一
解热镇痛抗炎药

能力目标

- 能知晓解热镇痛抗炎药的药理作用与临床评价。
- 能实施解热镇痛抗炎药的用药照护。
- 能协助照护对象合理应用解热镇痛抗炎药的主要药品。

解热镇痛抗炎药又称非甾体抗炎药（$NSAID_S$），是一类具有解热镇痛作用，绝大多数还具有抗炎、抗风湿作用的药物。本类药种类虽多，但药理作用和作用机制基本相同，仅作用强度各异。

一、药理作用与临床评价

解热镇痛抗炎药共同的作用机制是抑制花生四烯酸代谢过程中的环氧化酶（COX），使前列腺素（PG）合成减少。其分类具体见表 10-1-1。

表 10-1-1　解热镇痛抗炎药的分类

类别	代表药品
COX 无选择性抑制剂	双氯芬酸、萘普生、氟比洛芬、萘丁美酮
COX-1 低选择性抑制剂	布洛芬、对乙酰氨基酚
COX-1 高选择性抑制剂	阿司匹林、吲哚美辛、舒林酸、吡罗昔康
COX-2 选择性抑制剂	美洛西康、尼美舒利、塞来昔布、罗非昔布

1. 作用特点

（1）解热作用

此类药的解热作用部位是体温调节中枢。$NSAID_S$ 只能降低发热者的体温，不能影响正常人的体温。

（2）镇痛作用

NSAIDs 主要用于缓解组织损伤或炎症引起的疼痛，如关节痛、肌肉痛、头痛、痛经和癌症骨转移疼痛等。其镇痛作用在外周，也可通过脊髓和其他皮质下中枢发挥镇痛作用。该类药只有中等程度的镇痛作用，对患者的慢性钝痛有效，对急性锐痛、严重创伤的剧痛、平滑肌绞痛无效。长期使用不产生欣快感和成瘾性。

（3）抗炎作用

$NSAID_S$ 均具有解热、镇痛作用，但它们的抗炎作用强度相差较大。此类药常用于风湿性和类风湿关节炎的对症治疗，可明显缓解患者的红、肿、热、痛等炎症反应，但不能根除病因。需要注意的是，长期使用此类药抗炎，可能会加重组织损伤。

2. 典型不良反应

（1）胃肠道反应

常见食欲减退、恶心、呕吐、腹痛、腹泻、上消化道溃疡、出血等。

（2）凝血障碍

可导致出血时间延长；对严重肝损害、凝血酶原过低、维生素 K 缺乏及血友病者可引起出血；手术前一周的患者也应停用，以防出血；产妇临产时不宜使用，以免延长产程和增加产后出血。

（3）过敏反应

以荨麻疹和哮喘最常见。

3. 禁忌证

（1）大部分 $NSAID_S$ 可透过胎盘屏障，并由乳汁分泌，对胎儿或新生儿产生严重影响，因此禁用于妊娠期及哺乳期妇女。

（2）对本类药过敏者禁用。

（3）消化道出血、血友病或血小板减少症者禁用阿司匹林，活动性溃疡、溃疡性结肠炎及其他上消化道疾病、癫痫、帕金森病及精神疾病患者禁用吲哚美辛，活动性消化性溃疡出血者禁用双氯芬酸、萘丁美酮，胃溃疡、十二指肠溃疡、慢性胃病或有这类疼痛病史者禁用吡罗昔康，有活动性消化性溃疡、中度或严重肝损伤及严重肾功能不全者禁用尼美舒利，重度肝损伤者、有心肌梗死病史或脑卒中病史者禁用塞来昔布。

4. 药物相互作用

（1）阿司匹林与其他 $NSAID_S$ 合用，会降低其生物利用度，增加溃疡、出血等风险。

（2）对乙酰氨基酚长期大量与阿司匹林、水杨酸制剂或其他 $NSAID_S$ 合用，可明显增加肾毒性，导致肾乳头坏死、肾癌及膀胱癌等。

（3）本类药除塞来昔布、萘丁美酮外，与肝素、香豆素等抗凝血药或抗血小板药合用可增加出血风险。

（4）$NSAID_S$ 与利尿剂合用，应补充足够的水分，在治疗开始前应监控肾功能，避免发生急性肾衰竭。

（5）$NSAID_S$ 与血管紧张素Ⅱ受体阻滞剂合用，对肾小球滤过有协同抑制作用。对老年人和（或）脱水者，两者合用可能引起急性肾衰竭，因此在治疗开始时应监测肾功能，且定期补水。

（6）$NSAID_S$ 会增加环孢素的肾毒性，因此在合用期间要监测肾功能，对老年人尤其需要注意。

（7）$NSAID_S$ 与锂盐合用，可减少锂盐自尿排泄，增加锂盐血药浓度，产生一定毒性。

二、用药照护

1. 临床用药选择

对于有胃肠道病史者，因发生胃肠道事件风险性高则倾向用 COX-2 选择性抑制剂；有心肌梗死、脑梗死病史者，则应避免使用 COX-2 选择性抑制剂；有心血管病史者，尽量从小剂量开始，解热首选对乙酰氨基酚。使用该类药时应注意，在一种 $NSAID_S$ 使用 1 ~ 2 周后无效的情况下才能更改为其他种类药物。

2. 联合用药

在使用 NSAIDs 时，尽量避免同时服用两种或两种以上的该类药，因为同时服用后疗效不叠加，但不良反应增多。值得注意的是，在服用塞来昔布时，不能停服因防治心血管病所需服用的小剂量阿司匹林，但两者同服会增加胃肠道不良反应，因此患者在同时服用这两类药的过程中，应尽可能在最短疗程内使用最低有效剂量。

3. 用药的安全性

在指导照护对象使用这类药时，应避免长期或超剂量使用，以免引起严重肝、肾功能损害。用于普通感冒、发热、轻度疼痛等时，应选择适合照护对象病情，且毒性低、副作用小的药物，特别是婴幼儿在使用这类药时要更加注意，最好选择儿科专用解热镇痛药。另外，这类药不宜长期使用，如果出现严重不良反应，应及时与医生联系。

三、主要药品

1. 双氯芬酸

用于类风湿关节炎、骨关节炎及其他风湿性疾病，急性痛风及癌症，软组织损伤、手术后疼痛及各种原因引起的发热。口服制剂，或肌内注射，或采用滴眼剂、外用制剂。其中滴眼剂用于白内障摘除术时预防术中缩瞳和治疗术后炎症，外用制剂用于缓解肌肉、软组织和关节轻至中度疼痛。

2. 布洛芬

具有抗炎、镇痛、解热作用，用于治疗风湿性关节炎、类风湿关节炎、骨关节炎、强直性脊柱炎和神经炎等。一般为口服制剂，1 ~ 3 岁儿童可用栓剂。

3. 对乙酰氨基酚

用于普通感冒或流行性感冒引起的发热，也用于缓解轻、中度疼痛，如头痛、关节痛、偏头痛、牙痛、肌肉痛、神经痛、痛经等。口服，本品不宜长期服用。

4. 吲哚美辛

用于关节炎、软组织损伤和炎症、解热，也可用于治疗偏头痛、痛经、手术后痛、创伤后痛等。口服。14 岁以下儿童一般不宜使用此药。

5. 美洛西康

用于类风湿关节炎、疼痛性骨关节炎（关节病、退行性骨关节病）。早餐后 10 分钟温开水送服。

6. 尼美舒利

尼美舒利为非甾体抗炎药，仅在至少一种其他非甾体抗炎药治疗失败的情况下使用。尼美舒利用于慢性关节炎(如骨关节炎等)的疼痛、手术和急性创伤后的疼痛、原发性痛经。口服，餐后服用，单次最大剂量不超过 100 mg，疗程不能超过 15 天。建议使用最小的有效剂量和最短的疗程，以减少药品不良反应的发生。

思考与练习

1. 简述解热镇痛抗炎药的分类及作用特点。
2. 简述解热镇痛抗炎药的用药照护要点。
3. 简述对乙酰氨基酚的适应证。

课题二
抗痛风药

能力目标

- 能知晓抗痛风药的药理作用与临床评价。
- 能实施抗痛风药的用药照护。
- 能协助照护对象合理应用抗痛风药的主要药品。

痛风是指由于嘌呤代谢紊乱，引起血中尿酸水平增高和（或）尿酸排泄减少而导致尿酸盐在组织沉积的疾病。其临床特点为高尿酸血症，尿酸盐沉积所导致的反复发作的急、慢性关节炎和软组织损伤，以及尿酸性肾结石所导致的痛风性肾病。患者可伴发肥胖、高脂血症、糖尿病、高血压及心血管病等。

一、药理作用与临床评价

抗痛风药通过抑制尿酸合成或促进尿酸排泄而产生治疗作用。根据作用机制或发展阶段的不同，抗痛风药的分类见表 10-2-1。

表 10-2-1　抗痛风药的分类

分类原则		代表药品
作用机制	抑制粒细胞浸润	秋水仙碱
	抑制尿酸生成	别嘌醇、非布司他
	促进尿酸排泄	丙磺舒、苯溴马隆
	促进尿酸分解	聚乙二醇重组尿酸氧化酶、拉布立酶
发展阶段	急性发作期	秋水仙碱、吲哚美辛、泼尼松
	间歇期和慢性期	别嘌醇、丙磺舒

1. 作用特点

抗痛风药的作用包括以下几个方面：①缓解关节局部疼痛、肿胀及炎症反应；②抑制尿酸生成；③促进尿酸排泄；④促进尿酸分解。

2. 典型不良反应

（1）抑制粒细胞浸润药

以秋水仙碱为代表的此类药，其不良反应主要与剂量大小有关，口服较静脉注射安全性高。典型不良反应有尿道刺激征，如尿频、尿急、尿痛、血尿等。长期使用易引起骨髓造血功能抑制，如粒细胞和血小板计数减少等。

（2）抑制尿酸生成药

常见过敏、剥脱性皮炎、血小板计数减少、少尿、尿频、间质性肾炎。

（3）促进尿酸排泄药

少见尿频、肾结石、肾绞痛、皮疹、斑疹、皮肤潮红、瘙痒、脓包、痛风急性发作，偶见骨髓造血功能抑制、磺胺类药过敏反应，罕见再生障碍性贫血。

3. 禁忌证

（1）妊娠期及哺乳期妇女禁用。

（2）2 岁以下儿童禁用丙磺舒。

（3）对抗痛风药的任何成分过敏者禁用。

（4）骨髓增生低下及肝肾功能中重度不全者禁用秋水仙碱。

（5）痛风性关节炎急性发作期，有中、重度肾功能不全或肾结石者禁用苯溴马隆。

4. 药物相互作用

关注抗痛风药之间或与其他药物的相互作用，有利于照护者指导照护对象正确使用抗痛风药。常见抗痛风药与其他药物的相互作用见表 10-2-2。

表 10-2-2　常见抗痛风药与其他药物的相互作用

常见抗痛风药	与其他药物的相互作用
秋水仙碱	可致维生素 B_{12} 吸收不良
	可降低口服抗凝血药、抗高血压药的作用，合用时需调整剂量
	与 P 糖蛋白抑制剂合用，会导致秋水仙碱肠道外排减少，显著提高其生物利用度，增加不良反应，故应谨慎或避免合用
	与克拉霉素合用，可增加秋水仙碱生物利用度，致严重毒性如横肌纹溶解综合征、肾衰竭、急性神经肌病，故应谨慎或避免合用

续表

常见抗痛风药	与其他药物的相互作用
别嘌醇	与氨苄西林合用，易增加皮疹的发生率，尤其对于高尿酸血症者
	与抗凝血药合用，抗凝血药的效应加强，故合用时应注意调整剂量
	与硫唑嘌呤、巯嘌呤合用，能减慢其代谢，增强不良反应，特别是对骨髓的抑制作用，故应谨慎或避免合用
	与他莫昔芬合用，可致严重的肝毒性
	与环磷酰胺联用，对骨髓的抑制更加明显
	与噻嗪类利尿剂联用，对高血压或肾功能差者有发生肾功能损害和出现过敏反应的可能
丙磺舒	可抑制肾小管对吲哚美辛、萘普生及氨苯砜的排出，使后三者血药浓度增高而毒性增加，故合用时应注意调整剂量
	可影响利福平、肝素的代谢，使二者的毒性增加
	与水杨酸盐和阿司匹林合用，可抑制丙磺舒的排酸作用，故应尽量避免合用
	与别嘌醇合用，可增强本品疗效，同时加速别嘌醇排出
	利尿剂可增加血尿酸浓度，与本品合用时需调整本品剂量
苯溴马隆	与水杨酸盐、吡嗪酰胺合用，会使苯溴马隆疗效减弱
	可增强口服抗凝血药的作用，故合用时应调整后者剂量
	苯溴马隆的作用可因磺吡酮而减弱

二、用药照护

痛风首选非药物治疗，如果患者能在饮食和生活上加以调整，可避免抑酸药或排酸药的不良反应。

1. 急性发作期用药照护

急性发作期的患者主要表现为病情突然加重或侵犯新关节，产生疼痛及炎症反应，此时需及时采取消炎镇痛措施。对痛风急性发作期患者的用药主要包括三类：第一类是秋水仙碱，也是痛风急性发作期的一线药物，具有抗炎镇痛作用，指导用药时应从小剂量开始，用药越早越好，通常在用药 12 h 后症状开始缓解，48 h 内症状完全消失；第二类是 NSAIDs，可缓解患者疼痛感，常用的有吲哚美辛、双氯芬酸等，指导使用时选择其中一种即可，建议在 24 h 内服用效果最佳；第三类是糖皮质激素，只有当前两者效果差或不宜应用时才考虑，此类药一般是小剂量、短疗程使用，一旦关节肿痛消失、症状缓解，就需要尽量减停药物。

2. 间歇期用药照护

痛风间歇期主要指痛风急性发作缓解后，患者痛风症状消失，关节活动恢复正常的阶段。此阶段通常能够维持数月至数年，但也有个别患者表现为终身仅有一次的单关节发作，关节炎症状长期存在，直至迁延为慢性痛风。处于痛风间歇期患者用药时，以维持血尿酸稳定为主，缓慢降尿酸，避免诱发痛风。如果间歇期出现痛风发作，为避免血尿酸波动，应指导患者从小剂量开始使用抗炎镇痛药或秋水仙碱或糖皮质激素。指导痛风间歇期患者用药时，还应告知其在此阶段应避免过度运动、防止突然着凉、不吃刺激性食物、多饮水，建立良好的生活习惯。

3. 慢性期用药照护

痛风慢性期的特点是痛风石形成、关节炎反复发作或关节肿痛迁延不愈。进入慢性期就意味着痛风石已在体内广泛形成和多系统损害已造成，且患者常伴有肾结石、糖尿病、高脂血症、高血压、冠心病和动脉硬化等疾病。痛风慢性期患者的用药主要以预防痛风急性发作、降低尿酸、防止并发症为主。常用药物主要有两类：一类是促进尿酸排泄药，常用的有丙磺舒、苯溴马隆、磺吡酮；另一类是抑制尿酸生成药，常用的有别嘌醇和非布司他，因别嘌醇易引起过敏，故一般选择非布司他。

三、主要药品

1. 秋水仙碱

用于治疗痛风性关节炎的急性发作，预防复发性痛风性关节炎的急性发作。口服。

2. 别嘌醇

用于原发性和继发性高尿酸血症，尤其是尿酸生成过多的高尿酸血症，反复发作或慢性痛风者，痛风石患者，尿酸性肾结石和（或）尿酸性肾病者，有肾功能不全的高尿酸血症者。口服。

3. 苯溴马隆

用于原发性和继发性高尿酸血症、各种原因引起的痛风以及痛风性关节炎非急性发作期。口服，早餐后服用。

思考与练习

1. 简述抗痛风药的作用特点。
2. 简述抗痛风药的用药照护要点。
3. 简述秋水仙碱、别嘌醇的适应证。

课题三
抗过敏药

能力目标

- 能知晓抗过敏药的药理作用与临床评价。
- 能实施抗过敏药的用药照护。
- 能协助照护对象合理应用抗过敏药的主要药品。

过敏反应又称变态反应，是人体接触某些特殊的过敏原所发生的异常反应，也是机体防御反应的一种特殊表现形式，一般发作较急，但也有几日后出现的。如果发生过敏反应，常表现为平滑肌收缩、毛细血管通透性增加、黏膜腺体分泌增多等。

一、药理作用与临床评价

过敏反应因发生机制不同，所对应的抗过敏药也不同，合理选择抗过敏药是缓解和治疗过敏反应的关键。根据作用机制不同，可将抗过敏药分为四大类，具体见表 10-3-1。

表 10-3-1　抗过敏药的分类

类别	代表药品
抗组胺药	苯海拉明、异丙嗪、扑尔敏、西替利嗪、氯雷他定、特非那定、地氯雷他定、非索非那定、咪唑斯汀、阿伐斯汀
过敏反应介质阻滞剂	色甘酸钠、色羟丙钠、酮替芬
免疫抑制剂	泼尼松、地塞米松
钙剂	葡萄糖酸钙、氯化钙

1. 作用特点

（1）抗组胺药

抗组胺药对皮肤黏膜过敏反应的治疗效果较好，对昆虫咬伤的皮肤瘙痒和水肿有良效，对血清病的荨麻疹也有效，但对有关节痛和高热者无效，对支气管哮喘疗效较差。

（2）过敏反应介质阻滞剂

过敏反应介质阻滞剂主要用于治疗过敏性鼻炎、支气管哮喘、溃疡性结肠炎以及过敏性皮炎等。

（3）免疫抑制剂

免疫抑制剂对各种类型的过敏反应均有效，但主要用于治疗顽固性外源性过敏反应性疾病、自身免疫性疾病和器官移植等。

（4）钙剂

钙剂常作为荨麻疹、湿疹、接触性皮炎、血清病、血管神经性水肿等过敏性疾病的辅助治疗。

2. 典型不良反应

（1）抗组胺药

部分抗组胺药（如扑尔敏）有中枢神经抑制作用，故服药后应避免从事驾驶、操作精密仪器等工作。

（2）过敏反应介质阻滞剂

服用色甘酸钠见效后需减少用药次数并逐渐减量，突然停药可致咳嗽、恶心甚至诱发哮喘。

（3）免疫抑制剂

不宜长期应用，有致色素沉着、骨骼疏松、诱发感染、影响儿童生长发育等不良反应。

（4）钙剂

当注射过快或剂量过大时，可引起心律失常，严重的可致心室纤颤或心脏停搏。

3. 禁忌证

（1）妊娠期及哺乳期妇女禁用。

（2）对本类药成分过敏者禁用。

（3）儿童慎用。

（4）肝功能异常或心律失常者慎用。

（5）服用此类药应禁忌辛辣或腥膻食物，并不得饮酒或服用镇静催眠药及抗抑郁药。

4. 药物相互作用

（1）第一代抗组胺药与三环类抗抑郁药、抗精神分裂药、β 受体阻滞剂、抗心律失常药以及镇痛药联用，能影响这些药物的体内代谢，使不良反应增加。

（2）特非那定、阿司咪唑等第二代抗组胺药与某些肝药酶抑制剂联用，可致心悸、晕厥或心律失常，故应谨慎合用。

（3）氯雷他定与酮康唑、大环内酯类抗生素、西咪替丁、茶碱等药物合用，会提高氯雷他定在血浆中的浓度，故应慎用。

（4）色甘酸钠与组胺联用，能加快色甘酸钠在肺部的吸收速率；与酚间羟异丙肾上腺素、羟甲基叔丁肾上腺素联用，三者平喘作用协同增强。

二、用药照护

1. 皮肤过敏的用药照护

照护对象如果出现皮肤过敏，常表现为皮疹、荨麻疹、神经过敏性水肿、湿疹等症状。照护者在指导照护对象用药时，应根据照护对象的实际情况合理选药。扑尔敏对各类过敏性鼻炎、皮肤黏膜过敏、输液过敏、输血过敏和药物过敏都有较好的作用，但易出现口干、便秘、痰液变稠、鼻黏膜干燥、嗜睡等症状，临考学生、驾驶员、高空作业者、从事精密工作的人员应避免使用。苯海拉明是一种较强的抗过敏药，其糖浆制剂更适合儿童、老年人以及吞咽困难的人，但易使痰液黏稠，不易咳出而加重呼吸困难，有呼吸道问题者应避免使用。西替利嗪、氯雷他定不良反应小，为皮肤过敏的优选药物。

2. 消化道过敏的用药照护

消化道过敏者多由于进食、吸入、接触、注入致敏原而引起消化系统某一部位或多部位的过敏状态，常表现为过敏性水肿、上腹不适、恶心、呕吐、腹泻、黏膜充血等症状，少数严重者还可致过敏性休克而死亡。照护者在指导照护对象用药时，首先应避免照护对象接触过敏诱因。选用肾上腺皮质激素类药短期效果显著，一般用泼尼松或地塞米松，但此类药副作用多，连续应用一般不超过 5 天；抗组胺类药在症状初起时使用效果佳，常选用苯海拉明、扑尔敏或异丙嗪；色甘酸钠为肥大细胞稳定剂，用于消化道过敏也有一定疗效。此外，照护者在指导照护对象使用抗过敏药的同时，还可按不同情况遵医嘱指导其使用止吐、止泻、止血及止痒药。

3. 呼吸道过敏的用药照护

呼吸道过敏症主要有花粉症、变应性鼻炎、过敏性咳嗽、过敏性哮喘等，患者常表现为反复咳嗽、打喷嚏、流鼻涕、鼻塞等，类似于感冒，重者可表现为胸闷、呼吸不畅甚至发生哮喘。照护者在指导照护对象用药前，首先应告知照护对象避开过敏原，如果回避过敏原后仍没有好转，就需要使用抗过敏药。开瑞坦用于缓解过敏性鼻炎有关的症状，如喷嚏、流涕、鼻痒、鼻塞、眼部发痒及烧灼感、荨麻疹等。西替利嗪具有长效选择性抗 H1 受体作用，无镇静作用，作用较息斯敏快，主要用于季节性、常年性过敏性鼻炎。酮替芬为过敏反应介质阻滞剂，常用于过敏性哮喘的预防及过敏性鼻炎的治疗。色甘酸钠为预防性抗过敏药，常用于预防过敏性支气管哮喘的发作和过敏性鼻炎，也用于治疗过敏性湿疹、卡他性角膜炎及其他过敏性眼病。

三、主要药品

1. 西替利嗪

用于季节性或常年性过敏性鼻炎，由过敏原引起的荨麻疹、皮肤瘙痒、湿疹，花粉症和支气管哮喘。口服制剂，或采用滴剂。1 岁以下幼儿谨慎使用。

2. 氯雷他定

用于缓解过敏性鼻炎有关的症状，如喷嚏、流涕、鼻痒、鼻塞、眼部发痒及烧灼感，服药后鼻和眼部症状及体征可以迅速缓解；也可用于缓解慢性荨麻疹、瘙痒性皮肤病及其他过敏性皮肤病的症状及体征。口服。

3. 非索非那定

用于缓解成人和 6 岁及 6 岁以上儿童的季节性过敏性鼻炎相关的症状，如喷嚏，流涕，鼻、上颚、咽喉发痒，眼睛发痒、潮湿、发红；也用于成人和 6 岁及 6 岁以上儿童的慢性特发性荨麻疹的皮肤症状，能够减轻瘙痒和风团的数量。口服。

4. 咪唑斯汀

用于成人或 12 岁以上儿童所患的荨麻疹等皮肤过敏症状、季节性过敏性鼻炎（花粉症）及常年性过敏性鼻炎。口服。

5. 阿伐斯汀

用于缓解过敏性鼻炎，包括枯草热的疾病症状，也可用于慢性自发性荨麻疹、皮肤划痕症、胆碱能性荨麻疹和特发性获得性寒冷性荨麻疹。口服。

思考与练习

1. 简述抗过敏药的分类及作用特点。
2. 简述抗过敏药的用药照护要点。
3. 简述西替利嗪的适应证。

课题四
抗肿瘤药

能力目标

- 能知晓抗肿瘤药的药理作用与临床评价。
- 能实施抗肿瘤药的用药照护。
- 能协助照护对象合理应用抗肿瘤药的主要药品。

恶性肿瘤又称癌症，癌症防治已经成为我国的重要公共卫生问题。在抗肿瘤的化学（药物）治疗、外科手术、放射治疗等措施中，化学治疗占有重要的地位。

一、药理作用与临床评价

肿瘤细胞的产生是由于与正常细胞增殖有关的基因被开启或激活，而与细胞分裂有关的基因被关闭或抑制，从而表现为细胞不受机体约束的无限增殖状态。从细胞生物学角度来看，能够诱导肿瘤细胞分化、抑制肿瘤细胞增殖、促进肿瘤细胞凋亡的药物均可发挥抗肿瘤作用。表 10-4-1 对抗肿瘤药的分类进行了介绍。

表 10-4-1　抗肿瘤药的分类

分类原则		代表药品
抗肿瘤作用的生化机制	干扰核酸生物合成	氨甲蝶呤、氟尿嘧啶、巯嘌呤、羟基脲、阿糖胞苷
	直接影响 DNA 结构与功能	氮芥、环磷酰胺、塞替派、白消安、卡铂、喜树碱、丝裂霉素 C、伊立替康
	干扰转录过程和阻止 RNA 合成	放线菌素 D、多柔比星、柔红霉素
	干扰蛋白质合成与功能	长春碱、长春新碱、紫杉醇、三尖杉酯碱、门冬酰胺酶

续表

分类原则		代表药品
抗肿瘤作用的生化机制	影响激素平衡	泼尼松、泼尼松龙、雌激素、雄激素、甲羟孕酮酯、他莫昔芬、氨鲁米特
	其他	维A酸、三氧化二砷、格列维克
化学结构和来源	烷化剂	环磷酰胺、美法仑、卡莫斯汀、噻替哌、白消安、达卡巴嗪、二溴甘露醇、司莫司汀
	抗代谢药	氟尿嘧啶、卡培他滨、阿糖胞苷、巯嘌呤、氨甲蝶呤、羟基脲、卡铂、替加氟
	抗肿瘤抗生素	放线菌素D、丝裂霉素C、博来霉素、多柔比星、柔红霉素、普卡霉素
	抗肿瘤植物药	长春碱、长春新碱、紫杉醇、多西他赛、喜树碱、三尖杉酯碱
	激素类药	肾上腺皮质激素、己烯雌酚、丙酸睾丸素、甲羟孕酮、氨鲁米特、他莫昔芬
	其他杂类药	铂类药、L-天冬氨酸
药物作用的周期或相对特异性	细胞周期非特异性药	阿霉素、环磷酰胺、异环磷酰胺、卡铂
	细胞周期特异性药	长春新碱、长春酰胺、氟尿嘧啶、氨甲蝶呤、足叶乙苷

1. 作用特点

抗肿瘤药主要发挥以下几个方面的作用：①干扰核酸生物合成；②直接影响DNA结构与功能；③干扰转录过程和阻止RNA合成；④干扰蛋白质合成与功能；⑤影响激素平衡。

2. 典型不良反应

目前临床使用的抗肿瘤药对肿瘤细胞和正常细胞缺乏理想的选择作用，即杀伤肿瘤细胞的同时对正常组织也有损伤，毒性反应成为化疗时使用剂量受限的关键因素。抗肿瘤药的典型不良反应分为近期毒性和远期毒性两种。

（1）近期毒性

近期毒性可分为共有毒性反应和特有毒性反应，前者出现较早，大多发生于增殖迅速的组织，后者出现晚，常发生于长期大量服药后。①共有毒性反应：抗肿瘤的同时会对机体生长迅速的组织（如骨髓、毛发及消化道黏膜等）的生物大分子结构和功能产生影响，出现骨髓抑制、脱发、恶心、呕吐等反应。②特有毒性反应：

心脏毒性、呼吸系统毒性、肝脏毒性、肾和膀胱毒性、神经毒性、过敏反应等。

（2）远期毒性

远期毒性主要见于长期生存的患者，包括第二原发恶性肿瘤、不育和致畸。①第二原发恶性肿瘤：很多抗肿瘤药特别是烷化剂具有致突变和致癌性，部分具有免疫抑制作用。②不育和致畸：男性生殖细胞的数量明显减少，导致男性不育；女性患者可产生永久性卵巢功能障碍和闭经，孕妇可引起流产或畸胎。

3. 禁忌证

（1）妊娠期及哺乳期妇女禁用。

（2）对各类抗肿瘤药过敏者禁用。

（3）有肝肾功能损伤、骨髓抑制、严重感染者禁用或慎用烷化剂类、长春碱类抗肿瘤药。

（4）铂类抗肿瘤药禁用于严重肾功能不全者、严重骨髓抑制者及出血性肿瘤患者。

（5）抗生素类抗肿瘤药禁用于有严重肺、肝、肾功能障碍者和严重心脏病患者，胸部及周围接受放疗者、骨髓抑制者、合并感染症者、水痘患者禁用或慎用。

（6）氨甲蝶呤禁用于严重营养不良、肾功能不全、骨髓抑制、免疫缺陷者及孕妇，对有感染、消化性溃疡、溃疡性结肠炎、体弱、年幼或高龄者慎用。

（7）伊立替康禁用于慢性炎性肠病和（或）肠梗阻者、血清胆红素超过正常值上限 3 倍者。

4. 药物相互作用

抗肿瘤药中细胞毒药物与其他临床常用药物的相互作用，大部分与影响药物药代动力学各环节的 P- 糖蛋白和细胞色素 P450 酶系统相关。因此，抗肿瘤药与利福平、苯妥英、酮康唑、华法林、辛伐他汀等联合使用时，细胞毒药物和其他药物的吸收、分布、代谢和排泄都会受到影响，存在药物相互作用的潜在风险。

二、用药照护

1. 用药途径与用药顺序

严格按照说明书中的用药途径执行，如阿糖胞苷在使用含防腐剂苯甲醇溶媒稀释时禁止儿童肌肉注射，采用鞘内注射用药时不应使用含苯甲醇溶媒；长春碱类药禁止鞘内注射；环磷酰胺通常使用静脉注射，不局部用药等。联合用药时，还要注意用药的顺序。

2. 注意配制特性

铂类药配制和输液过程中不能用含铝的针头、注射器、导管或静脉输注装置；卡莫斯汀可与塑料用药装置和容器作用，故应使用聚乙烯或玻璃制品；紫杉醇配制和输液过程应使用非聚氯乙烯容器和输液器等。

3. 注意输注时间和速度

抗肿瘤药原则上应慢速输注，严格按操作说明进行，以减少不良反应，吉西他滨除外。

4. 溶媒的选择

抗肿瘤药应在静脉配制中心集中配制，根据药物在溶媒中的稳定性，合理选择生理盐水或 5% 葡萄糖溶液。

三、主要药品

1. 氮芥

主要用于恶性淋巴瘤、肺癌、头颈部癌，也用于慢性白血病、乳腺癌、卵巢癌及绒癌等。静脉冲入，或动脉注射，或胸腹腔内注射，或外用酊剂（用棉签或毛刷蘸取药液轻涂患处）。

2. 司莫司汀

司莫司汀脂溶性强，可通过血脑屏障进入脑脊液，常用于脑原发肿瘤及转移瘤。与其他药物合用，可治疗恶性淋巴瘤、胃癌、大肠癌、黑色素瘤等。口服，睡前与止吐剂、安眠药同服。

3. 伊立替康

用于晚期大肠癌患者的治疗；对于经含 5- 氟尿嘧啶化疗失败的患者，本品可作为二线治疗药物。注射使用。

4. 奥沙利铂

用于经氟尿嘧啶治疗失败后的结直肠癌转移者，可单独或联合氟尿嘧啶使用。注射使用。

5. 替加氟

用于治疗消化道肿瘤，如胃癌、直肠癌、胰腺癌、肝癌，也用于乳腺癌。注射使用，可单独用药，也可与其他抗肿瘤药联合应用。

6. 他莫昔芬

用于治疗晚期乳腺癌和卵巢癌。口服。

思考与练习

1. 简述抗肿瘤药的分类，并举例说明。
2. 简述抗肿瘤药的作用特点。
3. 使用抗肿瘤药时，如何保证用药安全？
4. 简述氮芥的适应证。

模块十一
维生素

维生素是维持身体健康所必需的一类有机化合物，能够协调机体的能量转移和代谢，维持人体正常生理功能，可作为防治维生素缺乏药及联合用药。

课题一
维生素基础知识

能力目标

- 能知晓维生素缺乏的原因。
- 能知晓维生素过剩的原因。
- 能提供合理的维生素用药照护。

维生素按照溶解性的不同，可分为脂溶性维生素和水溶性维生素。大多数维生素需要从体外摄入，少量维生素虽可由人体肠道菌群合成，但无法满足自身需求。虽然人体对维生素的需要量很少，但若体内维生素含量缺乏或过剩，均会影响正常生理功能。

一、维生素缺乏

维生素缺乏症是指长期严重缺乏一种或多种维生素，导致机体出现各种相应的临床表现。

1. 维生素 B_1 缺乏

维生素 B_1 又称硫胺素，为抗脚气病因子或抗神经炎因子，在骨骼肌及心、肝、肾中含量较高，在人体内总量约为 30 mg。维生素 B_1 经肠吸收，经肝脏代谢，经肾脏排泄，且不通过肾小管重吸收。由于食物中维生素 B_1 易损失使得其摄入量不足，或胃肠道及肝胆疾病、浓茶、咖啡、酗酒等造成维生素 B_1 吸收障碍，及消耗性疾病、妊娠期及哺乳期等导致维生素 B_1 需求量增加，此时人体易出现维生素 B_1 缺乏的现象。当维生素 B_1 缺乏时，需及时补充维生素 B_1 制剂，同时在饮食上注意调配，少吃精米面，多吃粗杂粮。

2. 维生素 B_2 缺乏

维生素 B_2 又称核黄素，来源于肝黄素、蛋黄素、绿黄素等，通常大部分被上消化道吸收，小部分被大肠吸收，其余过量的维生素 B_2 大部分随尿液排出体外，小部分随汗液排出。由于食物中维生素 B_2 易被破坏，或小肠切除、消化道梗阻、腹泻、慢性全身虚弱性疾病等造成维生素 B_2 吸收障碍，或妊娠期及哺乳期、甲状腺功能亢进、体力劳动、寒冷等导致维生素 B_2 需求量增加，此时易出现维生素 B_2 缺乏的现象。此时应适当补充维生素 B_2 制剂或复合维生素制剂，在饮食上选择如动物内脏、蛋类、奶类、大豆、绿叶蔬菜等富含维生素 B_2 的食物。

3. 维生素 C 缺乏

维生素C又称抗坏血酸，可被胃肠道吸收并分布在不同组织中，其中脑下垂体、肾上腺、肾脏、肝脏等组织中含量较高，其在组织中达到饱和后可自行排出。由于饮食不合理，缺乏维生素 C 的摄入，或新陈代谢率增高导致维生素 C 需求量增加，此时易诱发维生素 C 缺乏症。当维生素 C 缺乏时，应合理服用维生素 C 制剂，并多食富含维生素 C 的新鲜蔬菜和水果。

4. 叶酸缺乏

叶酸即蝶酰谷氨酸，可被肠吸收，主要储存在肝脏，经肾脏和胆汁排泄，对细胞分裂和组织生长有十分重要的作用。由于部分群体饮食中缺乏叶酸，或胃肠道功能紊乱、小肠部分切除等导致叶酸吸收障碍，或妊娠期、恶性肿瘤、贫血等导致叶酸需求量增加，此时易诱发叶酸缺乏症。当叶酸缺乏时，应及时补充叶酸制剂，或联合服用维生素 B_{12} 制剂提高疗效，并多食富含叶酸的动物性和植物性食物。

5. 维生素 A 缺乏

维生素 A 又称视黄醇，在动物性食物中以维生素 A_1 或维生素 A_2 的形式存在，在植物性食物中以维生素 A 原即胡萝卜素的形式存在。维生素 A 在小肠吸收，代谢后的维生素 A 在小肠中重吸收，循环并储存至肝脏。由于部分人群尤其是婴幼儿饮食中缺乏维生素 A 及胡萝卜素，或胃肠道功能紊乱、幽门梗阻、胃肠切除、肝病等疾病造成维生素 A 吸收障碍，或消耗性疾病、生长发育期等导致维生素 A 需求量增加，此时易出现维生素 A 缺乏症。当维生素 A 缺乏时，应及时补充维生素 A 制剂，也可通过食物摄取维生素 A 和胡萝卜素。

6. 维生素 D 缺乏

维生素 D 又称抗佝偻病维生素，可由饮食经空肠和回肠被吸收，也可由维生素 D 原在皮肤内形成，分别进入肝脏和肾脏发生羟化反应生成活性化合物被人体利用。由于部分人群饮食中缺乏维生素 D，饮食中钙、磷摄入不足，或胃肠道、肝肾疾病等导致维生素 D 吸收障碍，或日光紫外线照射不足，此时易出现维生素 D 缺乏症。当维生素 D 缺乏时，应及时补充维生素 D 制剂，多晒太阳，并多食富含维生素 D 和钙的食物。

二、维生素过剩

人体对维生素需要量较少，相对于维生素缺乏，人体较少发生维生素过剩的现象，且相比水溶性维生素，脂溶性维生素更易引起中毒现象。以下介绍维生素 A、维生素 D 和维生素 E 过剩的产生原因和防治方法。

1. 维生素 A 过剩

维生素 A 作为脂溶性维生素，摄入不足易引发维生素 A 缺乏症，摄入过量会诱发慢性或急性维生素 A 中毒症。维生素 A 过剩主要有两方面的原因：一方面是食用维生素 A 含量高的食物，或补充过量的维生素 A 制剂；另一方面是维生素 A 的吸收、利用、排泄及肝内储存有个体差异。当维生素 A 过剩时，应立即停服维生素 A 制剂，并减少富含维生素 A 食物的摄入数量和频率，且再次给予维生素 A 制剂时需谨慎，以免维生素 A 过量症状复发。

2. 维生素 D 过剩

维生素 D 作为脂溶性维生素，摄入过量会诱发慢性或急性维生素 D 中毒反应。维生素 D 过剩主要有两方面的原因：一方面是在防治维生素 D 缺乏症过程中补充维生素 D 剂量过大；另一方面可能是误将其他疾病诊断为维生素 D 缺乏症，而长期给予大剂量维生素 D 治疗。当维生素 D 过剩时，应立即停服维生素 D 制剂，并在医生指导下，服用利尿药促进维生素 D 的排泄，同时避免晒太阳，减少富含维生素 D 食物的摄入数量和频率。

3. 维生素 E 过剩

维生素 E 又称生育酚，与脂肪以同样的方式被小肠吸收后转运至肝脏，储存在肝脏、肌肉组织和脂肪组织内，经胆汁排泄，对生殖系统、细胞核的形成、预防早衰等有十分重要的作用。从食物中摄取过量的维生素 E 一般无中毒症状，通常是因为长期误服过多的维生素 E 制剂导致维生素 E 过剩。当维生素 E 过剩时，应立即停服维生素 E 制剂，并适当补铁。

三、用药照护

1. 合理控制维生素摄入剂量

人体每日合理摄入维生素的剂量是有范围的，持续超出可耐受最高摄入量易出现不良反应，所以要控制维生素摄入剂量，防止维生素过剩甚至维生素中毒。当儿童患有如肺炎、心肌炎、腹泻等长期慢性疾病时，可适当补充维生素 B 和维生素 C，以提高免疫力，预防维生素缺乏；而对于正常儿童，需严格控制摄入维生素 A、维生素 D 和鱼肝油的剂量，防止中毒。治疗维生素 K 缺乏症用药期间，应根据凝血酶原时间及时调整用药剂量和次数。

2. 区分预防与治疗用药

维生素的使用可分为预防用药和治疗用药，预防用药针对体内维生素缺乏，治疗用药针对疾病诊治，治疗用药比预防用药剂量大，两者的用法也不同。维生素的预防摄入量可参考中华人民共和国卫生行业标准中的中国居民膳食营养素参考摄入量 WS/T 578.4—2018 和 WS/T 578.5—2018。维生素的治疗用药应遵照医嘱和药物说明书。

3. 注意联合用药对维生素在体内过程的影响

联合用药可能影响维生素在体内的吸收、分布、代谢和排泄，如新霉素降低维生素 A 的吸收；维生素 K 拮抗剂如双香豆素类药与维生素 K 竞争，影响维生素 K 在体内的分布；长期使用异烟肼可致体内维生素 B_2 和维生素 B_6 丢失，可联合应用维生素 B_6 弥补丢失并防治异烟肼导致的不良反应；过量的烟酸或叶酸在肝脏阻挠维生素 B_1 的加磷作用。

思考与练习

1. 简述常见维生素缺乏的原因。
2. 简述常见维生素过剩的原因。
3. 简述维生素的用药照护要点。

课题二
脂溶性维生素

能力目标

- 能知晓常见的脂溶性维生素。
- 能根据药品说明书实施脂溶性维生素的用药照护。
- 能协助照护对象合理应用脂溶性维生素。

脂溶性维生素不溶于水，可溶于脂溶剂和脂质，在食物中常与脂类共存。常见的脂溶性维生素包括维生素 A、维生素 D 和维生素 E。

一、维生素 A

1. 适应证

防治如干眼症、夜盲症、皮肤粗糙角化、角膜软化等维生素 A 缺乏症。

2. 不良反应

（1）摄入过量维生素 A 可致严重中毒，甚至死亡。

（2）慢性中毒可出现呕吐、食欲缺乏、腹泻、颅内压增高、皮肤干燥、发痒和脱屑等现象。

（3）急性中毒可出现嗜睡、复视、异常激动、脱皮（尤其是唇和掌）、颅内压增高等现象。

3. 药物相互作用

（1）硫糖铝、氢氧化铝干扰维生素 A 的吸收。

（2）口服避孕药可使维生素 A 的血浆浓度上升。

（3）维生素 E 与维生素 A 合用，可促进维生素 A 的吸收和利用。

4. 用法

口服维生素 A 软胶囊或糖丸。

二、维生素 D

1. 适应证

用于防治维生素 D 缺乏，如防治因慢性肝病或营养吸收不良引起的维生素 D 缺乏症，也用于防治因维生素 D 缺乏引发的佝偻病，还用于治疗骨软化症及防治因甲状旁腺功能不全引起的低钙血症。

2. 不良反应

（1）长期过量应用可出现骨关节疼痛、肿胀、口唇干裂、皮肤瘙痒、头痛、发热、恶心、呕吐等慢性中毒现象，可引起骨骼、肾、血管、皮肤的钙化，影响体格和智力发育。

（2）短期超量应用可引发急性高钙血症，导致严重中毒反应。

3. 药物相互作用

（1）苯妥英、苯巴比妥、扑米酮等可削弱维生素 D 的效用。

（2）氢氧化铝、硫糖铝可增加维生素 D 的丢失。

（3）联合应用利尿药或大剂量钙剂可引发高钙血症，联合应用含磷药品可引发高磷血症，联合应用镁剂可引发高镁血症，联合应用强心苷类药可促使血钙升高引发心律失常。

4. 用法

本药品多为口服制剂。

三、维生素 E

1. 适应证

用于习惯性流产、不孕症、进行性肌营养不良及心脑血管疾病的辅助治疗，也用于早产儿、低体重儿、吸收不良新生儿的辅助治疗。

2. 不良反应

大量服用维生素 E 可出现如恶心、呕吐、视物模糊、极度疲倦、头痛等中毒症状；长期超量服用维生素 E 可破坏甲状腺功能和凝血功能，抑制生长，并促进脂肪在肝脏蓄积。

3. 药物相互作用

（1）维生素 E 可促进维生素 A 的吸收、利用和储存。

（2）同服考来烯胺、新霉素、硫糖铝等影响脂肪吸收的药物，会降低维生素 E 的吸收。

（3）口服避孕药可促进维生素 E 的体内代谢，易引发维生素 E 缺乏症。

（4）长期大量同服雌激素，可引发血栓性静脉炎。

（5）同服双香豆素及其衍生物，可诱发低凝血酶原血症。

4. 用法

口服片剂或软胶囊。

思考与练习

1. 简述维生素 A 的适应证。
2. 简述维生素 D 的药物相互作用。
3. 简述维生素 E 的不良反应。

课题三 水溶性维生素

能力目标

- 能知晓常见的水溶性维生素。
- 能根据药品说明书实施水溶性维生素的用药照护。
- 能协助照护对象合理应用水溶性维生素。

水溶性维生素可溶于水，不溶于脂溶剂和脂肪，一般情况下无毒副作用。常见的水溶性维生素有维生素 B_1、维生素 B_2、维生素 B_6、维生素 C、叶酸、烟酸等。

一、维生素 B_1

1. 适应证

用于预防和治疗如脚气病、神经炎、韦尼克脑病、消化不良等维生素 B_1 缺乏症，也可作为支链氨基酸病、亚急性坏死性脑脊髓病及营养不良的补充用药。

2. 不良反应

（1）大剂量肌内注射可出现过敏反应，如皮肤瘙痒、吞咽困难、气喘急而喉鸣，面、眼睑、唇浮肿，甚至出现过敏性休克。

（2）在推荐剂量下口服维生素 B_1 几乎无毒性，过量服用可出现头痛、疲倦、烦躁、食欲缺乏、腹泻、浮肿。

3. 药物相互作用

（1）遇碱性药物如碳酸氢钠、枸橼酸钠等可发生变质。

（2）不宜与含鞣质的中药和食物合用。

4. 用法

本药品多为口服制剂。

二、维生素 B_2

1. 适应证

用于防治如唇干裂、阴囊炎、口角炎、舌炎、结膜炎、角膜血管化、脂溢性皮炎等维生素 B_2 缺乏症。

2. 不良反应

在正常肾功能状态下，口服维生素 B_2 片几乎不产生毒性，虽尿液呈黄色，但不影响继续用药。

3. 药物相互作用

（1）饮酒（乙醇）影响肠道对维生素 B_2 的吸收。

（2）联合使用吩噻嗪类药、丙磺舒或三环类抗抑郁药时，需适当增加维生素 B_2 用量。

（3）不宜与甲氧氯普胺合用。

4. 用法

本药品多为口服制剂。

三、维生素 B_6

1. 适应证

用于防治如唇干裂、脂溢性皮炎等维生素 B_6 缺乏症和异烟肼中毒，也用于放射病、妊娠及抗癌药引发的脂溢性皮炎、呕吐等，也可作为治疗因维生素 B_6 摄入不足引起的营养不良及进行性体重下降的补充用药，还用于新生儿遗传性维生素 B_6 依赖综合征及遗传性铁粒幼细胞贫血。

2. 不良反应

（1）在肾功能正常时，摄入维生素 B_6 几乎不产生毒性，少有过敏现象。

（2）如果每日摄入维生素 B_6 200 mg，连续应用 1 个月以上，可产生依赖综合征。

（3）长期过量应用维生素 B_6，可诱发周围神经炎，使得手脚麻木、步态不稳、神经感觉异常。

3. 药物相互作用

（1）联合应用雌激素时，应增加维生素 B_6 用量。

（2）小剂量维生素 B_6 合用左旋多巴，可拮抗其抗震颤作用，但若制剂中含有脱羧酶抑制剂，则不影响左旋多巴治疗帕金森病的效用。

（3）环丝氨酸、盐酸肼屈嗪、氯霉素、肾上腺皮质激素、环孢素、青霉胺、异烟肼等药物可促进维生素 B_6 经肾排泄或拮抗维生素 B_6，引发周围神经炎或贫血。

4. 用法

本药品多为口服制剂。

四、维生素 C

1. 适应证

维生素 C 的适应证较多，主要有以下几类：①可促进铁的排泄，治疗慢性铁中毒；②可治疗特发性高铁血红蛋白血症；③可治疗汞、苯、铅、砷等慢性中毒对肝脏的损害，治疗急性肝炎、肝硬化；④大剂量应用维生素 C 可治疗克山病患者出现的心源性休克症状；⑤可防治坏血病，辅助防治紫癜及各种急慢性传染性疾病，增强免疫力；⑥可用于创伤愈合、感染发热、慢性血液透析、术后恢复、过敏性疾病等患者的辅助治疗。

2. 不良反应

（1）长期服用维生素 C，每日 2 ~ 3 g，可诱发停药后坏血病。

（2）长期应用维生素 C，偶可引起半胱酸盐、尿酸盐或草酸盐结石。

（3）大量服用维生素 C，可引起头痛、皮肤红而亮、腹泻、尿频、胃痉挛、恶心呕吐等症状。

（4）个别病例可出现变态反应、过敏性休克等免疫系统反应。

3. 药物相互作用

（1）口服维生素 C 一日超过 10 g，可扰乱抗凝血药的抗凝效果；与华法林或肝素并用，可引起凝血酶原时间缩短。

（2）大量或长期应用维生素 C，可干扰乙醇的双硫仑样反应。

（3）维生素 C 可降低环孢菌素的血液水平，高剂量维生素 C 通过降低茚地那韦的血清浓度来干扰茚地那韦的作用。

（4）纤维素磷酸钠促使维生素 C 代谢为草酸盐。

（5）维生素 C 增加铁的吸收，与去铁胺同时使用可增加组织尤其是心脏的铁毒性，导致心脏代偿失调。

（6）联合应用扑米酮、巴比妥或水杨酸类药，可促进维生素 C 的排泄。

（7）合用左旋多巴，可降低左旋多巴的药效。

4. 用法

维生素 C 片成人口服。维生素 C 泡腾片，用温开水或冷水溶解后饮用。

思考与练习

1. 简述维生素 B_1 的适应证。
2. 简述维生素 B_6 的适应证。
3. 简述维生素 C 的不良反应。

模块十二

眼科用药与皮肤科用药

眼睛和皮肤作为人体重要的感觉器官，均与外界环境直接接触，人体受外界的异常刺激可导致眼科疾病或皮肤科疾病。本模块对眼科用药和皮肤科用药的基础知识进行介绍，从用药方式、用药安全等方面讲述用药照护，使照护者能够协助照护对象合理用药。

课题一
眼科用药

能力目标

- 能知晓常用眼科药品的药理作用与临床评价。
- 能实施常用眼科药品的用药照护。
- 能协助照护对象合理应用常用眼科药品。

眼是一种特殊的感觉器官，其他器官无法像眼这样可肉眼视察、易接近，这为眼科用药提供了特殊途径。眼科用药按用药途径可分为全身用药和局部用药，全身用药需要通过血眼屏障才能在眼部发挥作用，局部用药作用直接、见效快，是更常见的用药方式。本课题着重讲述眼局部用药中常见的抗眼部感染药、降低眼压药、散瞳药和防治白内障药。

一、抗眼部感染药

1. 药理作用与临床评价

(1) 作用特点

1) 抗眼部细菌药：眼部细菌感染疾病包括细菌性睑缘炎、衣原体感染、细菌性眼内炎等，常见的抗眼部细菌药有氨基糖苷类、氯霉素类、四环素类、喹诺酮类等药，主要通过杀灭细菌或抑制其繁殖与生长来对抗眼部细菌感染。

2) 抗眼部真菌药：对眼部有致病性的真菌有曲霉、毛霉属、镰刀菌、青霉、根霉属类酵母等，常见的抗眼部真菌药包括多烯类抗生素和三唑类抗真菌药，两者均通过影响真菌细胞膜通透性起到杀菌作用。

3) 抗眼部病毒药：眼部病毒感染疾病包括单纯疱疹性角膜炎、腺病毒性角膜炎、病毒性视网膜炎等，常见的抗眼部病毒药有选择性抗疱疹病毒药、广谱抗病毒药、干扰素及其他，各种药物的作用机制有所不同，主要通过抑制病毒 DNA、RNA 或蛋白质的合成使病毒停止生长繁殖来杀灭病毒。

（2）典型不良反应

1）应用抗眼部细菌药偶见流泪、畏光、皮疹、荨麻疹、异物感、局部灼热、眼睑水肿、视力下降或一过性刺激症状，罕见全身性过敏反应。

2）应用抗眼部真菌药那他霉素滴眼液可见球结膜水肿和充血，应用氟康唑滴眼液可见过敏性皮疹。

3）应用抗眼部病毒药偶见眼部有可耐受的刺激症状，如烧灼感和轻微疼痛。

（3）禁忌证

1）8 岁以下儿童禁用氨基糖苷类药，早产儿、新生儿禁用氯霉素类药，18 岁以下儿童禁用氟喹诺酮类药。

2）孕妇禁用利巴韦林，患有溃疡性角膜炎或单纯疱疹者禁用四环素可的松眼膏剂。

3）胆道阻塞、严重肝功能不全者禁用利福平。

4）哺乳期妇女及肝功能不全者禁用夫西地酸。

5）严重血小板减少或严重中性粒细胞减少者禁用更昔洛韦。

2. 用药照护

（1）控制用药时间

不宜长期应用抗眼部细菌药，以免引起真菌或耐药菌株感染。

（2）监护用药安全性

对于局部长期应用氯霉素类药的照护对象，照护者需督促其提前做眼部检查，并密切关注视神经炎和视功能的症状，出现异常立即停药。照护对象因角膜溃疡使用那他霉素滴眼液时，照护者应关注其用药后溃疡部位是否出现白色沉着，10 天后未见角膜炎好转者，则需督促其去医院再次检查。照护者若发现选择性抗疱疹病毒药如阿昔洛韦出现结晶，可用温水浴加热待其溶解后使用，但若发现重组人干扰素出现混浊现象，则应停止使用。

3. 主要药品

（1）左氧氟沙星

用于角膜炎、泪囊炎、角膜溃疡、细菌性结膜炎等外眼感染的治疗。可使用

0.3% 或 0.49% 滴眼液，或将 0.3% 凝胶剂涂布于结膜囊内。

（2）那他霉素

用于对那他霉素滴眼液敏感的微生物引起的角膜炎、结膜炎和真菌性睑缘炎。可使用 5% 滴眼液滴入结膜囊内。

（3）阿昔洛韦

用于单纯疱疹性角膜炎。可使用 0.1% 滴眼液，或将 3% 眼膏剂涂眼。

二、降低眼压药

1. 药理作用与临床评价

（1）作用特点

1）M 胆碱受体激动药：对于闭角型青光眼，毛果芸香碱可促使房角开放，眼压降低；对于开角型青光眼，缩瞳剂可开放房水外流管道，使房水外流增加，起到降低眼压的作用。

2）β 受体阻断药：如卡替洛尔、美替洛尔、倍他洛尔等在眼部滴用时可阻断 β 受体，抑制房水生成，促进房水排出，从而持续有效降低眼压。

3）前列腺素类似物：如拉坦前列素、曲伏前列素、比马前列素等可使睫状肌松弛，肌间隙增宽，巩膜通路外流，从而降低眼压。

4）肾上腺素受体激动药：如溴莫尼定和安普乐定可促进房水外流并减少房水生成，从而降低眼压。

（2）典型不良反应

1）应用 M 胆碱受体激动药可见眼周头痛、结膜充血、眼痒、眼刺痛，诱发近视。

2）应用 β 受体阻断药可见眼刺痛、灼烧感、眼痒、眼干、红斑、睑结膜炎、过敏性结膜炎，偶见角膜病变。

3）应用前列腺素类似物可见虹膜色素沉着、眼刺痛、眼睫毛加粗增长变黑、睑缘炎、眼睑水肿、红斑、结膜充血、角膜上皮糜烂。

4）应用肾上腺素受体激动药可见眼刺痛、灼烧感、结膜充血并见滤泡增生、角膜结膜色素沉着、视物模糊。

（3）禁忌证

1）患有虹膜睫状体炎者禁用 M 胆碱受体激动药。

2）存在药物过敏、心动过缓、心力衰竭、房室传导阻滞、哮喘、气道阻塞性病史者禁用β受体阻断药。

3）过敏者、急性眼部感染者、角膜接触镜佩戴者、哮喘患者、儿童、孕产妇或处于眼感染充血期者禁用前列腺素类似物。

4）存在甲状腺功能亢进、未经手术的闭角型青光眼、高血压、心律不齐、冠状动脉供血不全、糖尿病的患者禁用地匹福林。

2. 用药照护

（1）合理控制用药剂量

使用缩瞳药毛果芸香碱治疗虹膜色素沉着者的青光眼时，虽然需要屡次或高浓度用药，但要防止过量用药。

（2）注意用药安全

照护者需提示视网膜疾病患者和易感个体在使用缩瞳剂前首先进行眼底检查，降低用药后发生视网膜脱离的可能性；监护照护对象在使用缩瞳剂或前列腺素类似物后避免从事考验视力的技能性工作，如驾驶、机械操作；提醒照护对象应用溴莫尼定后可产生疲倦感，警惕从事危险工作时注意力下降。

（3）监测用药后变化

应用β受体阻断药后，照护者需要特别关注高血糖患者，避免其出现急性低血糖症状；应用卡替洛尔后，照护者需定期测定照护对象的视力；应用前列腺素类似物后，照护者需督促照护对象定期随诊，监测用药后虹膜颜色的变化；应用安普乐定后，照护者需密切监测眼内压过度降低的照护对象。

3. 主要药品

（1）毛果芸香碱

治疗慢性闭角型青光眼、急性闭角型青光眼、开角型青光眼、继发性青光眼，可与其他药物如β受体阻断药、拟交感神经药物、碳酸酐酶抑制剂等联合用药治疗青光眼，也可作为检眼镜检查后或眼部手术前滴眼缩瞳用药。

（2）卡替洛尔

用于高眼压症、原发性青光眼及其他类型青光眼。滴眼液。

（3）拉坦前列素

用于降低眼压，治疗高眼压症、青光眼等各种眼压增高的病症。0.005% 滴眼液滴入眼结膜囊，一次 1 滴，一日 1 次，最好在晚间用药，适用于包括老年人在内的成人，且一日至多用药 1 次，若忘记用药，不可补用。

三、散瞳药

1. 药理作用与临床评价

（1）作用特点

1）M- 胆碱受体阻断药：可散大瞳孔，麻痹副交感神经分布的睫状肌和瞳孔括约肌。其中阿托品起效慢，药效强，作用时间长，不良反应明显，1% 阿托品眼膏剂更适用于 5 岁以下儿童；托吡卡胺起效快，药效较弱，作用时间短，0.5% 制剂可用于眼底检查。

2）拟交感神经药：可散大瞳孔，但无睫状肌麻痹作用。去氧肾上腺素起效快，恢复快，10% 制剂常与 1% 阿托品联合用药，散瞳效果增强。

（2）典型不良反应

眼压升高，眼部可有一过性针刺感，长期用药可诱发眼充血、水肿、眼局部刺激和结膜炎。其中，应用 M- 胆碱受体阻断药可引发接触性眼睑皮肤炎，长期使用阿托品可见黏膜和皮肤干燥、发热、激动、神志错乱、心动过速等不良反应。

（3）禁忌证

儿童脑外伤者及前列腺肥大者禁用阿托品，有痉挛性麻痹、先天愚型综合征或脑损伤的婴幼儿禁用托吡卡胺，婴幼儿、孕妇及服用异烟肼、阿米替林、多塞平等抗抑郁药者禁用去氧肾上腺素。

2. 用药照护

（1）注意用药方式

M- 胆碱受体阻断药滴眼后，应压住内眦泪囊部 2 ～ 3 min，尽量避免全身吸收。

（2）注意用药安全

M- 胆碱受体阻断药滴眼后，在强光下可佩戴太阳镜以保护散大的瞳孔，且因视力模糊需暂停危险性作业如机械操作。此外，照护者需观察照护对象用药后的状态，若出现面色潮红、口干等阿托品的毒性反应，需停止用药，并及时就医。老年人或儿童应避免使用 10% 的去氧肾上腺素滴眼液，患有心血管疾病者应避免使用 2% 的去氧肾上腺素滴眼液。

3. 主要药品

（1）硫酸阿托品

既可用于虹膜睫状体炎、巩膜炎、角膜炎、恶性青光眼及眼外伤的治疗，又可用于测定屈光度、防治近视、眼科手术前散瞳、眼科手术后防止粘连。1% 滴眼液或 1% 凝胶剂滴入结膜囊内，还可使用 1% 眼膏剂晚间涂于结膜囊内。

（2）托吡卡胺

用于散瞳和调节麻痹。0.5% ~ 1% 滴眼液，一次 1 滴，隔 5 min 滴 1 次，滴 2 次用于散瞳和眼底检查，滴 3 ~ 4 次用于屈光检查。

（3）去氧肾上腺素

用于散瞳、晶状体及眼底检查，也用于开角型青光眼和闭角型青光眼的鉴别。5% 或 10% 滴眼液，一次 1 滴，隔 5 min 滴 1 次，30 min 内瞳孔散大。

四、防治白内障药

1. 药理作用与临床评价

（1）作用特点

1）抗氧化损伤类药：谷胱甘肽具有生物化学作用和治疗眼部损伤的作用，可改善角膜损伤，防止白内障恶化。还原型谷胱甘肽通过恢复晶状体中重要酶的活性、保护水溶性蛋白来防治白内障。

2）抗醌体制剂：法可林通过改善眼部新陈代谢来防治白内障。吡诺克辛钠既可通过促进水不溶性蛋白变为水溶性蛋白后被吸收，也可对抗自由基对晶状体的损害，来防治白内障。

3）醛糖还原酶抑制剂：苄达赖氨酸通过抑制眼睛中醛糖还原酶的活性来防治白内障。

4）辅助营养类药：氨碘肽通过改善眼部新陈代谢，促进玻璃体混浊吸收和眼组织修复再生来防治白内障、改善视力。

（2）典型不良反应

眼部使用谷胱甘肽、还原型谷胱甘肽、吡诺克辛钠、甲状腺素碘塞罗宁等药后，可有刺激感、结膜充血、瘙痒感等。

（3）禁忌证

有药物过敏史者在应用谷胱甘肽前应咨询医生或药师，化脓性眼病患者禁用法可林，禁止氨碘肽与汞制剂合用。

2. 用药照护

（1）注意用药方式

若滴眼液如谷胱甘肽附有溶解液，照护者应将溶解液溶解后滴眼，并将剩余滴眼液储存于阴凉处，限制时间内使用。若照护对象在使用苄达赖氨酸滴眼液时有一过性刺激感，照护者可将其置于冰箱 4 ℃左右的环境中冷藏以降低刺激性。

（2）注意用药安全

若照护对象有眼外伤或严重感染，则暂不使用苄达赖氨酸。照护对象使用氨碘肽若出现碘过敏，应停药；若出现刺痛感或持续性结膜充血，应停药并及时就诊。若滴眼液变混浊，应作废处理。

3. 主要药品

（1）谷胱甘肽

用于角膜炎、角膜上皮剥离、角膜溃疡、初期老年性白内障。2% 滴眼液滴入眼结膜囊。

（2）法可林

用于早期老年性白内障、先天性白内障、外伤性白内障和继发性白内障。0.015% 滴眼液滴入眼结膜囊。

（3）苄达赖氨酸

用于老年性白内障的早期治疗。0.5% 滴眼液滴入眼结膜囊。

思考与练习

1. 简述抗眼部感染药的作用特点。
2. 简述降低眼压药常用药品的适应证。
3. 简述散瞳药的禁忌证。

课题二 皮肤科用药

能力目标

- 能知晓常用皮肤科药品的药理作用与临床评价。
- 能实施常用皮肤科药品的用药照护。
- 能协助照护对象合理应用常用皮肤科药品。

皮肤是人体与外界的第一道屏障，皮肤病是人体对内、外不良刺激的一种反应，皮肤科用药是治疗皮肤病的主要途径，可采取系统用药或局部用药。局部用药的局部药物浓度高，效果明显。本课题主要围绕局部用药的痤疮治疗药、抗感染治疗药和抗过敏药展开叙述。

一、痤疮治疗药

1. 药理作用与临床评价

（1）作用特点

1）非抗生素类抗菌药：过氧化苯甲酰作为氧化剂，涂抹于皮肤后可逐渐释放新生态氧，杀灭痤疮丙酸杆菌。

2）抗角化药：阿达帕林可使毛囊上皮细胞正常分化，减少微小粉刺形成，通过抑制花生四烯酸经脂氧化反应转化为炎症介质来抑制多形核白细胞的代谢，缓解炎性反应。异维 A 酸的作用机制尚未阐明，一般认为其外用时可促进上皮细胞有丝分裂，抑制基底层角质细胞间结合，阻止痤疮皮肤角化，避免皮损形成。

（2）典型不良反应

1）过氧化苯甲酰可引起接触性皮炎、皮肤瘙痒、烧灼感、肿胀、发红、脱屑、干燥等。

2）应用异维 A 酸、阿达帕林等抗角化药后，可见干燥、红斑、灼伤、瘙痒或刺痛；皮肤对紫外光敏感性增强，可出现一过性皮肤色素沉着；有局部刺激作用，其中阿达帕林与收缩剂、刺激性物质或脱皮剂同时使用会加重刺激反应。

（3）禁忌证

1）皮肤有破溃者、急性炎症者、过敏者禁用过氧化苯甲酰，制剂性状改变时禁用。

2）阿达帕林不应与其他有相似作用机制的药物合用，如维 A 酸类药。

3）肝肾功能不全者、维生素 A 过量者、高脂血症者、孕妇或备孕期妇女禁用异维 A 酸。

2. 用药照护

（1）控制用药时间

为减少蓄积、刺激和药物相互降解，可间隔用药，如清晨给予红霉素、过氧化苯甲酰水性凝胶或克林霉素洗剂，晚间给予阿达帕林。

（2）注意用药方式

外用异维 A 酸时，勿在嘴唇、眼睛等黏膜部位或存在破损、湿疹样、太阳晒伤处用药，慎用于皮肤敏感部位，用药后涂抹处需避光，适合晚间用药。过氧化苯甲酰不得用于眼睛周围或黏膜处，不宜用在有毛发的部位，以免毛发脱色，不宜将用药部位过度暴露在日光中。

（3）监护用药安全性

过氧化苯甲酰与清洁剂、肥皂、痤疮制剂、药物化妆品、含酒精制剂等同用，会增加干燥和刺激作用。若涂抹过氧化苯甲酰的部位出现红肿、瘙痒、烧灼感等不良反应，应停止用药。若使用阿达帕林有刺激反应，可降低用药频率或停止治疗，根据治疗耐受性的情况逐渐增加用药频率恢复治疗，同时避免使用收敛性清洁产品及使皮肤干燥或有刺激性的产品。治疗期间注意防晒。

3. 主要药品

（1）异维 A 酸

用于寻常性痤疮的局部治疗。成人清洁患处后点涂 0.05% 凝胶剂，一日 1 ~ 2 次，至少 6 ~ 8 周见效。

（2）过氧化苯甲酰

用于寻常性痤疮的外用治疗。取适量 5% 凝胶剂涂抹于洗净后的患处，一日 1 ~ 2 次。

（3）阿达帕林

用于以丘疹、粉刺、脓疱为特征现象的轻中度寻常性痤疮的局部治疗，可用于治疗胸、背和面部的痤疮。0.1% 凝胶剂每晚一次涂于清洗干燥后的患处，避免接触唇部和眼部。

二、抗感染治疗药

1. 药理作用与临床评价

（1）作用特点

1）细菌感染治疗药：包括夫西地酸、红霉素、莫匹罗星、环丙沙星等。在皮肤病理条件下，夫西地酸易透入深层皮肤，进入感染病灶部位，杀灭革兰氏阳性菌，对革兰氏阴性菌也有一定的抗菌作用，且与其他抗生素无交叉耐药性。

2）真菌感染治疗药：包括唑类抗真菌药、抗生素类抗真菌药、丙烯胺类抗真菌药、吗啉类抗真菌药等，通过抑制真菌生长或繁殖杀死真菌。其中联苯苄唑作为广谱抗真菌药，可抑制细胞膜的合成，杀灭念珠菌、霉菌、皮肤癣菌等真菌。

3）病毒感染治疗药：包括阿昔洛韦、喷昔洛韦、鬼臼毒素、酚丁安等。阿昔洛韦具有双重抗病毒作用，既能抑制病毒 DNA 合成，又能阻止病毒 DNA 链延伸。鬼臼毒素可抑制人乳头瘤病毒感染上皮细胞的分裂增殖，促使其坏死并脱落，适用于肛周尖锐湿疣和外生殖器的治疗。

4）寄生虫感染治疗药：局部用杀灭疥虫药有林旦、硫黄、克罗米通、苯甲酸苄酯等。其中林旦疗效最佳，可透过虱体和疥虫的体壁，引发其神经系统麻痹而杀死寄生虫；升华硫可杀细菌、真菌和寄生虫，可去除油脂，伴角质促成和角质溶解作用。

（2）典型不良反应

1）局部应用夫西地酸一般无不良反应，偶见轻微刺激感，涂抹于腿部深度溃疡处常伴疼痛，但一般无须停药，罕见过敏反应。

2）使用联苯苄唑可发生疼痛、外周水肿、过敏性皮炎、接触性皮炎、红斑、水疱、瘙痒、荨麻疹等皮肤及皮下组织不适，停药后可恢复。

3）外用阿昔洛韦的不良反应轻微，偶见皮疹、胃肠道反应、头痛等症状；外用鬼臼毒素可见瘙痒、烧灼感、粘连性炎症等局部炎症。

4）使用寄生虫感染治疗药有灼热感、皮疹、瘙痒等轻度刺激症状，其中长期应用林旦可诱发癫痫或对中枢神经系统产生毒性作用。

（3）禁忌证

1）对阿昔洛韦、夫西地酸、联苯苄唑、酚丁安、鬼臼毒素等药物过敏者禁用该类药。

2）孕产妇、12 岁以下儿童，或有癫痫病史者，或出现中枢神经系统器质性病变者，禁用林旦、苯甲酸苄酯。

3）有急性渗出性皮肤病者禁用克罗米通。

2. 用药照护

（1）监护用药安全性

为防止复发，在真菌感染症状消失后仍需持续使用真菌感染治疗药 1 ~ 2 周。对于泛发、顽固或有免疫功能缺陷的照护对象，需遵医嘱选择系统抗真菌药进行治疗。在治疗过程中，应用糖皮质激素和抗真菌药的复合制剂可减轻炎症和过敏反应，但需注意不可长期使用含中、强效激素类药的复方制剂，也不可用于皮肤薄嫩处。此外，避免联苯苄唑、夫西地酸、硫黄等药物接触眼睛和其他黏膜，若用药部位出现严重不良反应，应立即停药。林旦经皮肤吸收后可在脂肪组织中蓄积，损害肝、肾功能和中枢神经系统，故照护者需告知照护对象避免在较大面积抓破处涂抹林旦。

（2）监测用药后变化

接受华法林治疗的照护对象在使用联苯苄唑时，应及时监测凝血功能。

（3）注意药品的正确应用

治疗尖锐湿疣时，照护对象可自行外用 5 mg/mL 鬼臼毒素溶液，但若一次用量超过 0.5 mL 或尖锐湿疣极多，则需在医生指导下用药。用药时，首先清洗患处，用蘸取药液的一次性棉签涂于干燥后的疣体上，防止药液接触四周黏膜和皮肤，待其自然干燥，最后洗手。

用软膏剂治疗疥疮时，涂药前照护对象需用肥皂洁净肌肤，然后取适量于掌心，依次涂抹于指间、前臂内侧、肘窝、乳房下、腰部、阴股部等患处，接着将药膏从颈部开始薄涂于全身，最后薄撒一层滑石粉，穿上洁净的衣服。疗程结束后用肥皂清洁全身，更换干净的衣被。

3. 主要药品

（1）夫西地酸

用于革兰氏阳性菌及其他各种细菌引起的皮肤感染，如疖肿、脓疱病、甲沟炎、毛囊炎、汗腺炎、红癣、湿疹合并感染、创伤合并感染、溃疡合并感染等。2% 乳膏剂：一日 2 ~ 3 次，局部涂于患处，缓和地摩擦，连续用药 7 天为一个疗程，视病情可重复一个疗程。

（2）联苯苄唑

用于酵母菌、皮肤真菌、霉菌和其他皮肤真菌引起的皮肤真菌病，也用于脚癣、手癣、体癣等由微小棒状杆菌引起的感染。1% 乳膏剂：按时使用，一般在晚上休息前涂抹并摩擦以促进吸收，连续用药 3 周治疗脚的真菌病，连续用药 2 ~ 3 周治疗躯干、手及皮肤褶皱处的真菌病，连续用药 2 周治疗花斑癣，连续用药 2 ~ 4 周治疗表皮念珠菌病。1% 溶液：用脱脂棉蘸取少量涂于局部，一日 1 次，2 ~ 4 周为一个疗程。

（3）硫黄

杀虫、解毒、止痒、治疗疥疮，主要用于脂溢性皮炎和疥癣、湿疹等皮肤病。硫黄乳膏可溶于水后清洗患处，也可用于洗头、洗澡。在治疗疥疮时，一般 10% 硫黄软膏适用于成人，5% 硫黄软膏适用于儿童。治疗时先用肥皂清洁全身，持续 3 日晚间涂抹全身，其间不更衣、不洗澡，3 日后换下衣物和床上用品煮沸消毒，停药 3 日后视症状轻重决定是否进行第 2 个疗程。

三、抗过敏药

1. 药理作用与临床评价

（1）作用特点

1）肾上腺皮质激素：地塞米松能阻抑结缔组织的增生，使炎性渗出物减少，抑制组胺和其他有毒物质的形成与释放，曲安奈德作为皮质类固醇，其抗炎原理尚不清楚。

2）非甾体抗炎药：乙氧苯柳胺能抑制炎症介质导致的毛细血管通透性增加，抑制炎性肿胀和炎症增殖过程的肉芽组织增生，在一定程度上抑制 I、IV 型变态反应。

（2）典型不良反应

1）长期使用复方醋酸地塞米松乳膏，可引起皮肤萎缩、色素沉着、毛细血管扩张及继发感染。

2）外用曲安奈德可引起皮肤萎缩和变薄，毛细血管扩张、纹理异常和紫癜，提高皮肤机会性感染和二重感染的风险。

3）应用乙氧苯柳胺可见红、痒、灼热、脱屑等局部反应，和红斑、湿疹、水疱等过敏反应。

（3）禁忌证

1）患处已化脓、破溃、有明显渗出者或病毒感染者禁用地塞米松，妊娠期及哺乳期妇女慎用地塞米松，眼部不可涂抹地塞米松。

2）曲安奈德禁用于口腔、咽部的细菌和真菌感染性疾病，对曲安奈德过敏者禁用，过敏体质者慎用。

2. 用药照护

（1）监护用药安全性

若照护对象应用地塞米松、曲安奈德或乙氧苯柳胺后出现烧灼感、红肿等现象，应停药。

（2）注意用药方式

黏膜及皮肤褶皱部位不宜使用有刺激性、高浓度的药物。应用曲安奈德时避免接触眼睛和其他黏膜，且不宜大面积长期使用，若不慎进入眼睛，需用生理盐水或清水冲洗，如果症状不消失，应及时送医。此外，涂抹乙氧苯柳胺前忌用肥皂清洗患处，用药期间禁食辛辣等刺激性食物。

（3）协助合理用药

照护者应结合照护对象的年龄、性别、皮损部位等，指导其合理用药。儿童不宜应用强效糖皮质激素制剂；若照护对象患病毒感染性皮肤病，不可选用地塞米松，否则可延误病情；皮肤有化脓感染和真菌感染时，可联合使用曲安奈德和抗感染药物，若症状未改善，应停药并就医复查。

3. 主要药品

（1）醋酸地塞米松

具有抗炎、抗过敏作用，用于对糖皮质激素有效的炎症性、非感染性及瘙痒性皮肤病，如脂溢性皮炎、接触性皮炎、特应性皮炎、湿疹、神经性皮炎等。0.05%

软膏或乳膏剂：一日 1 ~ 2 次，涂抹于患处及面部、皮肤褶皱部位，儿童不宜连续使用超过 2 周。

（2）曲安奈德

具有抗炎、抗过敏及止痒作用，用于脂溢性皮炎、接触性皮炎、神经性皮炎、银屑病、湿疹、盘状红斑狼疮等皮肤病的治疗。0.1% 软膏或乳膏剂：取适量局部外用，一日 2 次，早晚各 1 次，连续使用 2 ~ 4 周治疗皮炎、湿疹，连续使用至炎症性、真菌性疾病的炎症反应消退，但疗程应少于 4 周。

（3）乙氧苯柳胺

作为抗过敏、非甾体药，用于神经性皮炎和慢性湿疹。5% 软膏剂：局部涂敷用温水清洗后的患处，一日 3 次，用量按皮损面积大小调整，可遵医嘱，或连续使用 4 周治疗慢性湿疹，连续使用 2 周治疗神经性皮炎。

思考与练习

1. 简述痤疮治疗药的作用特点。
2. 简述抗感染治疗药常用药品的用法。
3. 简述抗过敏药的用药照护要点。

模块十三

中药用药常识

中药作为一种重要的临床药剂，临床效果显著、应用广泛。但在实际生活中，人们对于如何煎煮各类中药饮片，中药汤剂的服用时间、服用剂量及服用注意事项等知识掌握不够，易导致其服用的中药疗效不显著。因此，照护者需要协助照护对象合理使用中药，只有在正确的方法下，中药才可有效发挥作用，达到良好的临床疗效。

课题一
中药的煎制

能力目标

- 能知晓中药煎制的方法与流程。
- 能正确处理特殊中药材的煎煮方法。
- 能正确保存中药的煎液。

中药煎煮的方法直接影响药材的临床疗效，我国历代名医都十分重视中药煎煮方法。本课题主要介绍汤剂的煎煮方法、煎煮流程、煎液保存及注意事项等。

中药煎煮的基本流程可分为浸泡、煎药、过滤、二煎四个步骤，如图 13-1-1 所示。

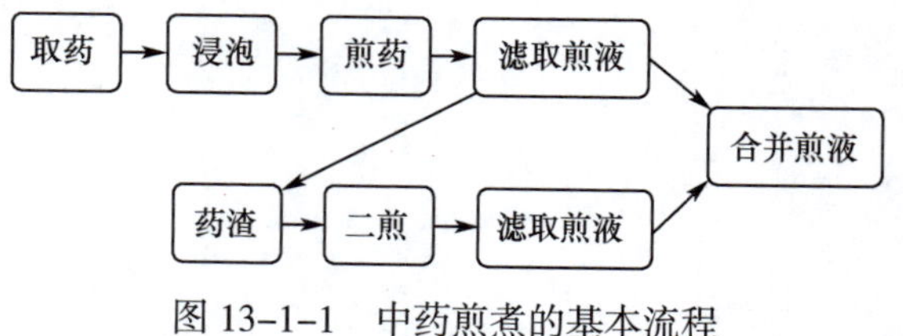

图 13-1-1　中药煎煮的基本流程

一、浸泡

中药在煎煮之前应先用冷水浸泡一段时间，这是中药煎煮中的重要环节。但在日常生活中，不少人会拿起中药立即煎煮，甚至为节省时间直接加热水煎煮，这样做不利于有效成分的煎出，会影响疗效。从浸泡的角度讲，影响中药有效成分煎出的因素有以下三点。

1. 浸泡用水

煎药多用饮用水，如自来水、井水、江河水等，但必须保证水质澄清洁净，矿物质少，没有咸苦味。若条件有限，难以得到理想的煎药用水，可先将水煮沸放冷，使部分矿物质沉淀，气味排出，然后再用来煎药。

2. 浸泡时间

浸泡时间长短应根据具体药物而定，一般 30 min 即可，但也要根据药材自身质地轻重和季节温度差异区别对待。如花、叶、细茎等质地疏松的药材，浸泡 20 ~ 30 min 即可；块根、根茎、种子、果实等质地坚硬的药材，应浸泡 30 ~ 60 min；而矿物、动物、介壳等药材，浸泡时间需更长。总之，浸泡时间以药材浸透为准。

不同季节，药材的浸泡时间也不同。如春秋季一般浸泡 30 ~ 60 min；而冬季气温低，浸泡时间不超过 60 min；夏季炎热，气温较高，药材浸泡过久容易变质，故浸泡时间一般控制在 30 min 以内。

3. 浸泡温度

一般而言，中药煎煮前多用凉水浸泡，最适宜水温为 40 ~ 50 ℃。此温度区间既能使药材浸润充分，又可提高有效成分煎出率，具体应用时应有所区别。如含挥发性成分的药材，宜用凉水；坚硬、胶质药材，宜用温水。忌用沸水浸泡药材，这是因为中药所含蛋白质遇沸水会骤然凝固，使细胞壁硬化，导致药材细胞内有效成分难以充分溶出。芳香性中药如薄荷、砂仁、豆蔻等，有效成分遇热容易挥发，不仅忌用沸水浸泡，煎煮时更应后下。

二、煎煮

1. 煎煮用具

中药汤剂的药效与所用的煎煮用具有密切关系，传统以砂锅或瓦罐为佳。这是因为砂锅、瓦罐传热性能温和，受热均匀，煎药时不易糊化，化学性质稳定，在煎药过程中不易与药材所含的化学成分发生反应，煎出的药液质量好。

如果家中没有砂锅或瓦罐，也可选用搪瓷锅、不锈钢锅和玻璃煎器，但铁皮暴露的搪瓷器皿不能用来煎药，以免发生化学反应。煎药忌用铁、铜、铝锅，这是因为在煎药时金属器皿与某些药材会发生化学反应。

2. 煎煮火力

（1）煎煮火候

煎药温度的高低，中医称为火候。火候中医常用文火、武火来表示。

文火又称弱火、慢火，是指温度上升缓慢，水分蒸发较慢的火候。需要注意的是，文火是用来表示温度上升的速度，不是表示温度的高低。文火煎药既可防止药汤溢出或过快干涸，又可使药材有效成分充分溶出。

武火又称大火、急火，是指温度上升及水分蒸发迅速的火候。武火煎药既可使药汤尽快煮沸而节省时间，又可使药气挥发少、杂质溶出少。

中药煎煮时，一般先用武火将药液快速煮沸，再用文火煎煮。

（2）煎煮时间

煎煮时间应当根据方剂的功能主治和药材的功效确定。煎一般药材应先武火后文火，即未沸前用大火，沸后用小火保持微沸状态 20 ~ 30 min，以免药汁溢出或过快熬干。针对不同病症的药材，煎煮的时间不同。对于解表药、清热药、芳香化湿药的煎煮，一般用武火迅速煮沸，再改用文火维持 15 ~ 20 min，以免药性挥发；矿物类、贝壳类及滋补药宜用武火煮沸后，改用文火慢煎 40 ~ 60 min。

3. 头煎

汤剂的煎煮一般分为头煎和二煎，头煎与二煎的用水量、火候、煎煮时间不同。头煎一般用水量较多，以武火煎煮至沸腾后再用文火煎煮，将煎煮后的药液滤过后即为头煎药液。

煎药的过程主要是药材中成分溶出的过程。因为生药浸入水后，药材本身会吸收一部分水，药材中所含的生物碱盐类、苷类、有机酸、糖类、鞣质等多种成分几乎都溶于水中，树脂与脂肪油虽不溶于水，但与其他成分一起也能部分溶解，药材的内外浓度差会使有效成分从组织内向外渗出。因此，头煎时可以多加一些水。

4. 二煎

将头煎之后药锅内的药材再次加水，再次煎煮，得到的就是二煎药液。

中药汤剂一般煎煮两次是合理且有必要的。二煎的意义与头煎同等重要，但煎煮次数过多并不是好事，因为有些药材的有效成分经过长时间加热会发生分解或水解，在溶出的同时会破坏药效。

两次煎煮完成后，将两次煎液去渣、滤净、混合后分 2 ~ 3 次服用。药汁量以成人每次 150 ~ 250 mL、儿童每次 50 ~ 150 mL 为宜。

三、特殊处理药材

一般药材可同时入煎，但有的药材需做特殊处理。凡要求特殊煎法的药材均应在处方中加以注明。

1. 先煎

某些药材煎煮时，因其有效成分不容易煎出，故不宜与其他药物同下，而应提前煎煮。需要先煎的药材主要包括以下三大类：

（1）质地坚硬、有效成分不易煎出的药材，需打碎先煎 20 ~ 30 min 后，再下其他药材共煎。

1）矿石类：石膏、寒水石、磁石、代赭石、青礞石、海浮石、花蕊石、自然铜等。

2）化石类：龙骨、龙齿等。

3）介壳类：紫贝齿、海蛤壳、牡蛎、珍珠母、瓦楞子、石决明、玳瑁、穿山甲、龟板、鳖甲等。

4）动物骨角类：水牛角、山羊角等。

（2）含有毒性的药材，应先煎 30 min 以上，以降低、缓解毒性，确保用药安全，如乌头、附子、商陆、生天南星、生半夏等。

（3）有的药材虽然质地不一定坚硬，但因其有效成分难溶于水，也应先煎，如天竹黄、藏青果、火麻仁、石斛等。

2. 后下

后下药材一般不需要单独浸泡，仅头煎时在药液煎好前加入，同煎 5 ~ 10 min 即可，以防止有效成分因煎煮时间过久而挥发或破坏。此类药多为具有挥发性成分的药材。

（1）气味芳香、含挥发性成分的药材：薄荷、砂仁、豆蔻、降香、沉香等。

（2）久煎有效成分易被破坏的药材：生大黄、钩藤、徐长卿、苦杏仁等。

3. 包煎

包煎是指药材用纱布袋或无纺布袋包好，再与其他药材同煎。包煎的药袋应以双层纱布制作，要做得大一些，一般以装半袋药为宜，以免入煎后药材吸水膨胀挤得太紧，影响有效成分的煎出。

（1）小粒状或粉末状药材入煎后或浮于水面，或沉入锅底，影响煎煮，如海金沙、苏子、蒲黄、滑石粉等。

（2）含黏性物质较多的药材在煎煮过程中易沉粘锅底而烧焦，如葶苈子、车前子、菟丝子、白粳米等。

（3）带有绒毛或毒刺的药材若直接煎煮，绒毛、毒刺易脱落于汤剂中，服之对咽喉有刺激或刺伤口腔、消化道，如旋覆花、枇杷叶、辛夷、全蝎等。

（4）药用部分为某些动物的粪便，含有泥土杂质，如五灵脂、夜明砂等。

4. 另煎

某些贵重药材，如人参、西洋参、石斛等，为使其有效成分充分煎出，同时减少有效成分被其他药渣吸附而引起浪费，可切片另煎取汁，再与其他药液混合后服用，或单独服用。质地坚硬的贵重药材应另煎 2 ~ 3 h，如羚羊角、水牛角等。

5. 烊化

烊化是指胶类药材、黏性大且易溶解的药材，如阿胶、鹿角胶、龟板胶、蜂蜜等，其容易黏附于其他药渣及锅底，既浪费药材又容易熬焦，故可单独用水或黄酒将药材加热熔化后，用煎好的药液冲服或加入其他煎好的药液中服用。

6. 冲服

为避免有效成分被其他药渣吸附而影响疗效，一些贵重的、用量少的药材宜研成粉末，用煎好的药液或温开水冲服，如三七粉、鹿茸、羚羊角、蕲蛇、金钱白花蛇、沉香、紫河车、阿胶珠等。散剂及丹剂也宜冲服。

7. 泡服

泡服是指某些有效成分易溶于水或久煎容易破坏药效的药材，可用开水加盖浸泡后服用，如番泻叶、胖大海等。

四、煎液的保存

目前，中药煎煮主要有自煎和医院或药店代煎两种方式，这两种方式在保存上略有差别。

1. 自煎煎液

自煎煎液即传统的用火加热药罐法煎得的汤剂。

（1）优点

这种煎煮方法容易控制煎煮火候，精确掌握煎煮时间，合理调控煎出药量，需特殊煎煮的药材还能够按要求煎煮，是广泛采用的一种煎煮方法。

（2）缺点

自煎中药每次浸泡时间、煎煮时间、煎煮次数、火力、药汁多少等都会有所不同，故所得煎液药效也会有所不同。

（3）保存

汤剂煎得以后，应立即滤取药汁，以防药液中某些成分遇冷凝结，增加过滤难度，或出现酸败现象。在滤取药液时，尽量减少药渣残留以保持疗效。一般室温在 25 ℃左右时，汤剂保存不应超过 2 d，如果冷藏，保存 2 ~ 4 d 一般无酸败现象。但是不同汤剂的酸败速度不同，若药液内含有的淀粉、蛋白质、糖类等成分较多，则酸败速度较快。所以汤药煎好后，以在 1 d 内服完为佳。

2. 代煎煎液

代煎煎液即委托医院或药店使用中药煎煮机煎得的汤剂。中药煎煮机是一种带有电控装置的全封闭微压容器，利用水煎沸及其产生的蒸气一次性使药材的成分充分煎出，保证中药疗效，且煎药方便，可以提高工作效率，更符合卫生学要求。

（1）优点

代煎煎液都包装在医用塑胶袋中，包装过程是在全封闭无菌状态下进行的。代煎煎液服用方便、储存携带方便、保存期长、清洁卫生，且抗挤压、不易破损。

（2）缺点

中药煎煮机煎煮时往往是一次性投药，对于药量小、有效成分易挥发，或受温度影响较大的成分往往难以控制，如先煎、后下的药材。

（3）保存

煎好的袋装药液应放置在冰箱中保存，还要遵医嘱按时服用。在服用前应检查包装是否完整，如果药袋出现鼓胀或有破裂，应立即更换。服用前可直接将药袋放入杯中，然后倒入热水，待药液温热后再服用，或剪口倒出药液，用家用微波炉加热 0.5 ~ 1 min 再服用。

思考与练习

1. 简述浸泡温度对中药煎煮的影响。
2. 哪些中药药材在煎煮时需要先煎？
3. 自煎煎液应该如何保存？

课题二
中药汤剂的服用方法

能力目标

- 能根据中药的药性选择适宜的服用温度。
- 能指导照护对象适时服药。
- 能指导照护对象适量服药。

照护者协助照护对象服用中药时，要掌握正确的中药汤剂服用方法，加强用药照护，保证药物发挥最大疗效，促进照护对象早日康复。

一、服药温度

服药温度是服药时应注意的问题。服用汤剂的温度有温服、热服、冷服之分。

1. 温服

温服即将煎好的汤剂放温后服用。中药汤剂一般要求温服，特别是一些对胃肠道有刺激性的药物，如瓜蒌仁、乳香等；服用时还应振荡，以免过多沉淀被抛弃而影响实际利用量，造成浪费。当汤剂放冷之后要温服时，不能只加热到温而不凉就服用，必须将其加热至沸腾，使汤剂中沉淀的有效成分重新溶解，待放温后再服用。

2. 热服

热服即将煎好的汤剂趁热服下。治疗寒性病症的汤剂宜热服。此外，一般解表、理气、活血、化瘀、补益剂宜热服。真热假寒证宜寒药热服。

3. 冷服

冷服即将煎好的汤剂放冷后服下。治疗热性病症的汤剂宜冷服。此外，一般解毒、祛暑、止血、收敛之剂宜冷服，呕吐或中毒者宜冷服，热证用寒药也可冷服，真寒假热证宜热药冷服。易于恶心、呕吐而不能冷服者，宜在服药前先嚼一片生姜或橘皮，以防止呕吐。

二、服药时间

能否正确掌握服药时间，将直接影响药材效果的发挥。一般中药可一日服用 2 ~ 3 次。如果有恶心、呕吐，应该少量频服，以减轻对胃部的刺激。服药的时间还要根据自己的体会来调整，例如有的人一服中药就感觉胃不舒服，那么就可以在饭后服用，一般不建议饭后马上服药，最好是饭后 2 h 以后再服。

一般来说，大部分中药汤剂的服用时间如下：

1. 空腹服

滋补药、泻下药、驱虫药及制酸药最宜空腹服。

（1）滋补药

八珍汤、四物汤、当归补血汤等均宜空腹服，以保证药物在肠道中被快速吸收，充分发挥其滋补作用。最好在夜间临睡前也服 1 次，这样可使药力持续，以保持治疗效果。

（2）泻下药

麻子仁丸宜空腹服，以利于清除胃肠积滞。攻逐水饮药（如十枣汤）宜清晨空腹服，此时胃肠空空，药物可直接刺激肠壁，发挥泻水逐饮之效。

（3）驱虫药

乌梅丸、肥儿丸、化虫丸等皆宜在清晨空腹服，以使药物直接作用于虫体，以收驱虫之效。

（4）制酸药

乌贼骨、煅瓦楞子等宜空腹服，以减少胃酸，从而增强对胃黏膜的保护。

凡空腹服药，需在服药后 1 h 左右再进食，以利于药物吸收。

2. 饭前服

饭前，类似清晨的空腹状态。饭前服是指中药安排在进餐前 30 ~ 60 min 服用，目的是使药物较快进入肠道，减少食物对其生物利用度的不良影响，有利于药物的吸收和利用。饭前服适宜于补虚和治疗胃肠疾病的中药。

3. 饭后服

饭后服是将中药安排在进餐后 30 min 左右服用，这样做主要是为了减少药物对胃肠道的刺激。饭后服适宜于消食健胃药或对胃肠有刺激的药物。

无论饭前服或饭后服，服药与进食都应间隔 0.5 ~ 1 h，以免影响药物的吸收和利用，妨碍药效的发挥。

4. 睡前服

为了充分发挥药效，有些中药宜睡前服。如安神药宜睡前 1 h 服，以便安眠；涩精止遗药宜临睡时服，以便治疗滑精梦遗；缓下药宜睡前服，以便第二日清晨排便。

5. 定时服

有些疾病定时而发，只有在发病前服药才能发挥疗效，如治疟药宜在发病前 2 ~ 3 h 服。

6. 不拘时服

根据病情需要，某些中药不拘时服。如治咽喉疾服药不拘时间，多次频服，缓缓咽下，使药物与病变部位充分接触，从而稀释痰液，便于排痰。此外，调经药、治疗月经病药一般根据症候，于经前和经期服用不同的药物。如肝气郁滞的痛经者，经前 3 天服疏肝理气之药，使肝气条达、气血流畅，而经期宜服理气活血止痛之方，这样才可使痛经缓解，同时有利于月经周期恢复正常。急性病也应不拘时服药。

7. 特殊方剂应遵医嘱服

中药汤剂一般一日分 2 ~ 3 次服用。重病者可每 4 h 服 1 次，昼夜不停，使药力持续。病缓者可 2 日一剂或煎汤代茶饮，以图缓治。汤剂具体的服药时间、服药次数、服药温度都要根据病情和药物的性质来定，以尽量发挥药物的预防和治疗作用、减少药物不良反应为原则。

三、服药剂量

药物能否充分发挥治疗作用而不引起中毒反应，与其剂量的大小有密切关系。剂量过小达不到疗效；但剂量过大，又会产生中毒反应和副作用，同时会加重患者的经济负担。在使用毒性明显的药物时，应从小剂量开始，逐渐加量，中病即止。

1. 成人服用量

一般每次 150 ~ 200 mL，一日 2 ~ 3 次。

2. 儿童服用量

新生儿用量约为成人用量的 1/6 左右；1 ~ 2 岁儿童用量约为成人用量的 1/5 ~ 1/4；2 ~ 4 岁儿童用量约为成人用量的 1/4 ~ 1/3；4 ~ 7 岁儿童用量约为成人用量的 1/3 ~ 1/2；7 ~ 12 岁儿童用量约为成人用量的一半；12 岁以上儿童用量为成人用量。

婴幼儿机体正处于生长发育阶段，许多器官和组织尚未发育成熟，对药物敏感性强。故小儿应用中药时应遵循以下原则：①用药及时，用量宜轻；②宜用轻清之品；③宜佐健脾和胃之品；④不宜滥用滋补之品。

3. 特殊人群服用量

（1）老年人肝肾功能会有不同程度的减退或多种器官呈受损状态，因此用药要因人而异，一般应从最小剂量开始。尤其是对于体质较弱者、病情较重者，切不可随意加药。

（2）妊娠期用药要关注《中国药典》中提到的禁用、慎用和忌用中药。对药典中未标示有妊娠禁忌的药物，医生和药师可依据经验或其他文献报道做出严格的使用量限制，照护者可根据照护对象体质，和医生商量酌情加减服药量。

（3）哺乳期妇女应慎用中药，有些药物会通过乳汁进入新生儿体内。即便是不易进入母乳的药物，也要谨慎应用。

（4）肾功能不全者药物代谢和排泄会受到影响，因此服用中药时要严密观察病程发展、肾功能变化，及时调整剂量或更换药物。

（5）肝功能不全者，药物的作用会加强或作用时间会延长。故对于肝功能不全者，要坚持少而精的用药原则。一般来说，慢性肝功能不全者服药的剂量应减少一半，必要时须动态监测肝功能，及时调整用药量或治疗方案。

思考与练习

1. 简述一般中药汤剂需要温服的原因。
2. 简述饭前服用中药汤剂的目的。
3. 简述小儿应用中药时应遵循的原则。

课题三
中药的服用注意事项

能力目标

- ◆ 能知晓中药的服药禁忌。
- ◆ 能正确认识中西药联合用药的协同作用、拮抗作用与不良反应。

中药服用的注意事项包括配伍禁忌、饮食禁忌、妊娠禁忌等。而现代配伍禁忌不仅要考虑中药与中药的相互作用，还需注意中西药的联合用药。照护对象在中药服药期间，中西药联用或进食不当，轻则降低疗效，重则增加毒性、危及生命。因此，照护者除了要检查中药处方的合理性之外，还必须告知照护对象中药在饮食方面、与西药同服时的禁忌，以防止照护对象同服后产生不良反应。

一、服药禁忌

1. 配伍禁忌

中医治病除极少数用单味药外，多数用由两味以上药物配伍组成的复方药。因为每一味药物都有多种功能、多种适应证，所以药物配伍之后所发生的变化很复杂。配伍得当，药物间互相协同，能提高疗效，减少毒副作用；配伍不当，会降低疗效或产生毒副作用，后者属于药物配伍禁忌。

2. 饮食禁忌

服药时的饮食禁忌简称食忌，也就是通常说的忌口。

根据疾病的特点，中药的饮食禁忌可分为四类，即忌食生冷类、忌食辛辣类、忌食油腻类和忌食腥臭类。服用解表透疹、祛寒逐湿、温通经络或温脾暖肾的药物时，应忌食生冷类食物；服用滋阴补肾、养阴清热的药物时，应忌食辛辣类食物；

服用健脾养胃、祛痰胜湿的药物时，应忌食油腻类食物；服用治疗过敏性哮喘、鼻炎、湿疹、荨麻疹、部分皮肤病的药物时，应忌食腥臭类食物。

我国古代医书中有一些中药不能与某些食物同食的记载，如常山忌食生葱，地黄、何首乌忌一切血、葱、蒜、萝卜，薄荷忌鳖肉，桔梗、乌梅、黄连、胡黄连、补骨脂、吴茱萸忌猪肉，巴豆忌野猪肉、芦笋，苍耳忌猪肉、马肉，牛膝忌牛肉，仙茅忌牛肉、牛乳，半夏、石菖蒲忌羊肉、羊血、饴糖，细辛、藜芦忌狸肉，苍术、白术忌雀肉、青鱼，紫苏、天门冬、丹砂、龙骨忌鲤鱼，麦门冬忌鲫鱼，牡丹忌蒜、胡荽，威灵仙、土茯苓忌茶，丹参、茯苓、茯神忌醋及一切酸。

3. 妊娠禁忌

能影响胎儿生长发育，甚至造成堕胎的中药为妊娠禁用药，妇女在怀孕期间应禁用或慎用。

妊娠禁用药多为剧毒或性能峻猛的中药，凡禁用的中药绝对不能使用。妊娠禁用药有：丁公藤、三棱、干漆、土鳖虫、大皂角、千金子（霜）、川乌、草乌、马钱子（粉）、马兜铃、天山雪莲、天仙子（藤）、巴豆（霜）、甘遂、水蛭、朱砂、芫花、两头尖、阿魏、京大戟、闹羊花、牵牛子、洋金花、莪术、猪牙皂、商陆、黑种草子、罂粟壳、全蝎、斑蝥、蜈蚣、麝香、红粉、轻粉、雄黄。

妊娠慎用药一般包括活血祛瘀、破气行滞、攻下通便、辛热及滑利类的中药。慎用的中药虽可根据孕妇患病的情况使用，但必须有相应的措施，在没有特殊需要时应尽量避免使用，以免发生事故。妊娠慎用药有：三七、大黄、川牛膝、牛膝、虎杖、（制）天南星、制川乌、制草乌、草乌叶、附子、白附子、小驳骨、飞扬草、王不留行、天花粉、木鳖子、片姜黄、西红花、肉桂、华山参、红花、苏木、牡丹皮、苦楝皮、郁李仁、金铁锁、卷柏、枳壳、枳实、桃仁、禹州漏芦、急性子、桂枝、凌霄花、益母草、通草、黄蜀葵花、常山、番泻叶、蒲黄、漏芦、薏苡仁、瞿麦、芦荟、乳香、没药、冰片（合成龙脑）、天然冰片（右旋龙脑）、艾片（左旋龙脑）、牛黄（人工牛黄、体外培育牛黄）、穿山甲、蟾酥、玄明粉、芒硝、皂矾、硫黄、赭石、禹余粮。

二、联合用药

随着医学研究的不断深入和发展，中西药配伍联合用药在临床治疗中的应用逐渐广泛，其联用效果已经逐渐得到认可。而中西药不合理的配伍使用会导致出现一系列的配伍禁忌现象，如联用增效后反而使药量过大，化学配伍禁忌、物理配伍禁忌会降低药效及临床疗效，严重的还会产生药物毒副作用，使得患者的病情进一步加重。

1. 协同作用

药物的协同作用分为相加和增强两种。如果两药并用疗效相当于两药总和，则为相加作用，即 1+1=2。如果两药并用后药效比相加作用还大，则为增强作用，即 1+1 ＞ 2。许多中西药联用后，均能使疗效提高，有时很显著地呈现协同作用。如黄连、黄柏与四环素、呋喃唑酮（痢特灵）、磺胺甲基异恶唑联用，对治疗痢疾、细菌性腹泻有协同作用，常使疗效成倍提高；金银花能加强青霉素对耐药性金黄色葡萄球菌的杀菌作用；丹参注射液、黄芪注射液、川芎嗪注射液等与低分子右旋糖酐等联用，可提高心肌梗死的抢救成功率。

2. 拮抗作用

中西药在联用时产生的拮抗作用会导致药物的药效降低，如胰岛素、格列本脲、氯磺丙脲等降血糖药不宜与含鹿茸的鹿茸精、鹿胎膏等中成药联用，因为鹿茸含糖皮质激素样物质，会使血糖上升，抵消降血糖药的部分降糖作用。

3. 不良反应

（1）加重或诱发并发症

含有甘草和鹿茸的中成药，如补中益气丸、人参鹿茸酒、龟鹿补肾丸、参茸丸、复方甘草合剂等，与阿司匹林联用，可出现上腹部疼痛、恶心、反酸、腹痛、腹泻，甚至胃肠道出血等病变，尤其是有慢性胃炎或消化性溃疡者更为明显。

（2）诱发药源性疾病

含朱砂的药物，如牛黄清心丸、朱砂安神丸、苏合香丸、安宫牛黄丸等，与溴化物、碘化物、亚铁盐、亚硝酸盐等同服，可产生有毒溴化汞和碘化汞，引起药源性胃肠炎，甚至全身性严重中毒。

（3）其他不良反应

乌梅丸和五味子糖浆等不宜与磺胺类药同服，否则会引起结晶尿、血尿、尿闭等。中成药咳喘片内含麻黄，与地高辛同用可引起心律失常。链霉素不可与安宫牛黄丸同用，否则会产生毒性。氯丙嗪与中成药罗布麻等降压药同用，往往有发生直立性低血压的危险。这些都应该引起重视。

思考与练习

1. 列举中药中的妊娠禁用药。
2. 中西药联用后可能出现哪些不良反应？